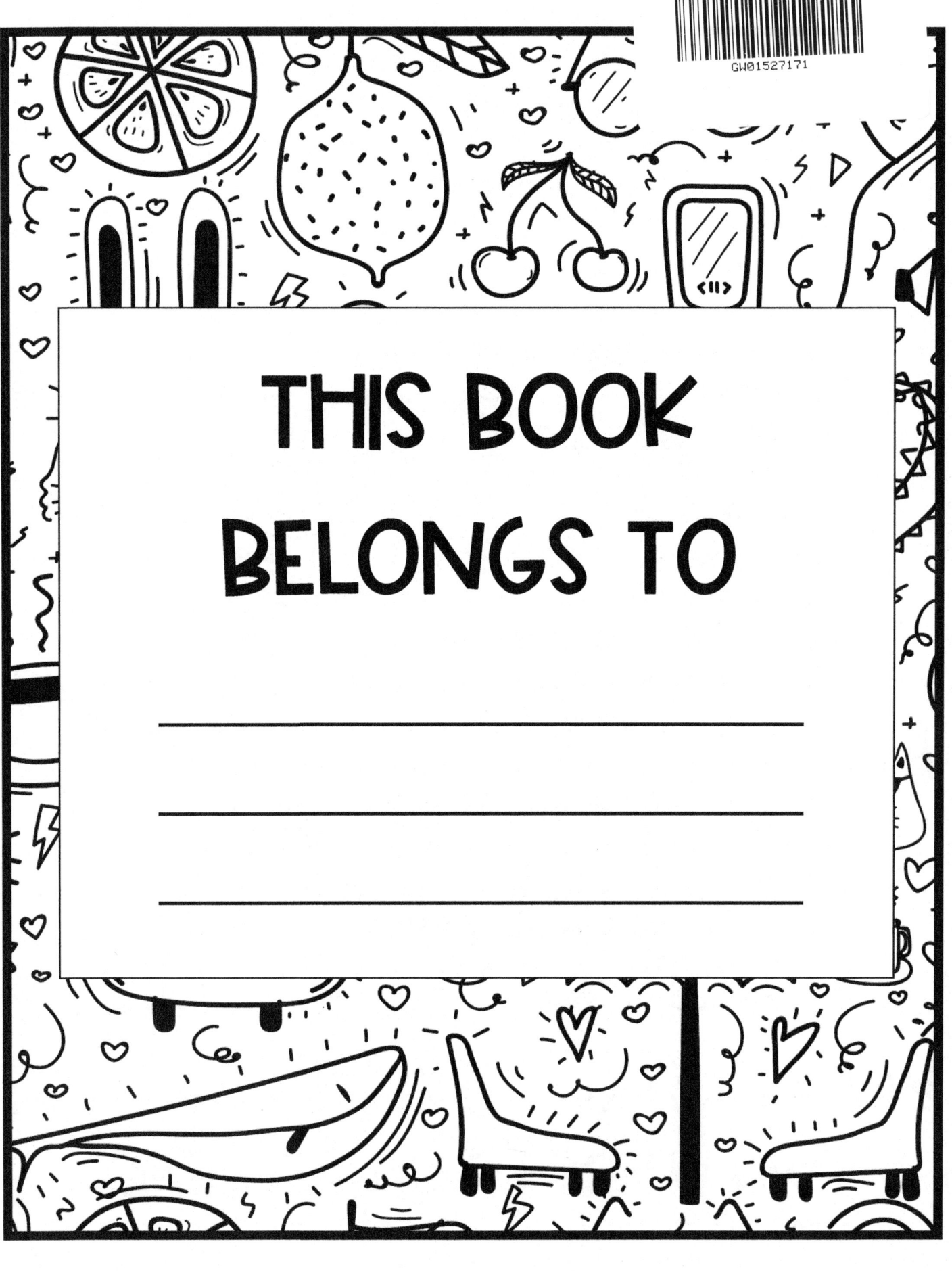

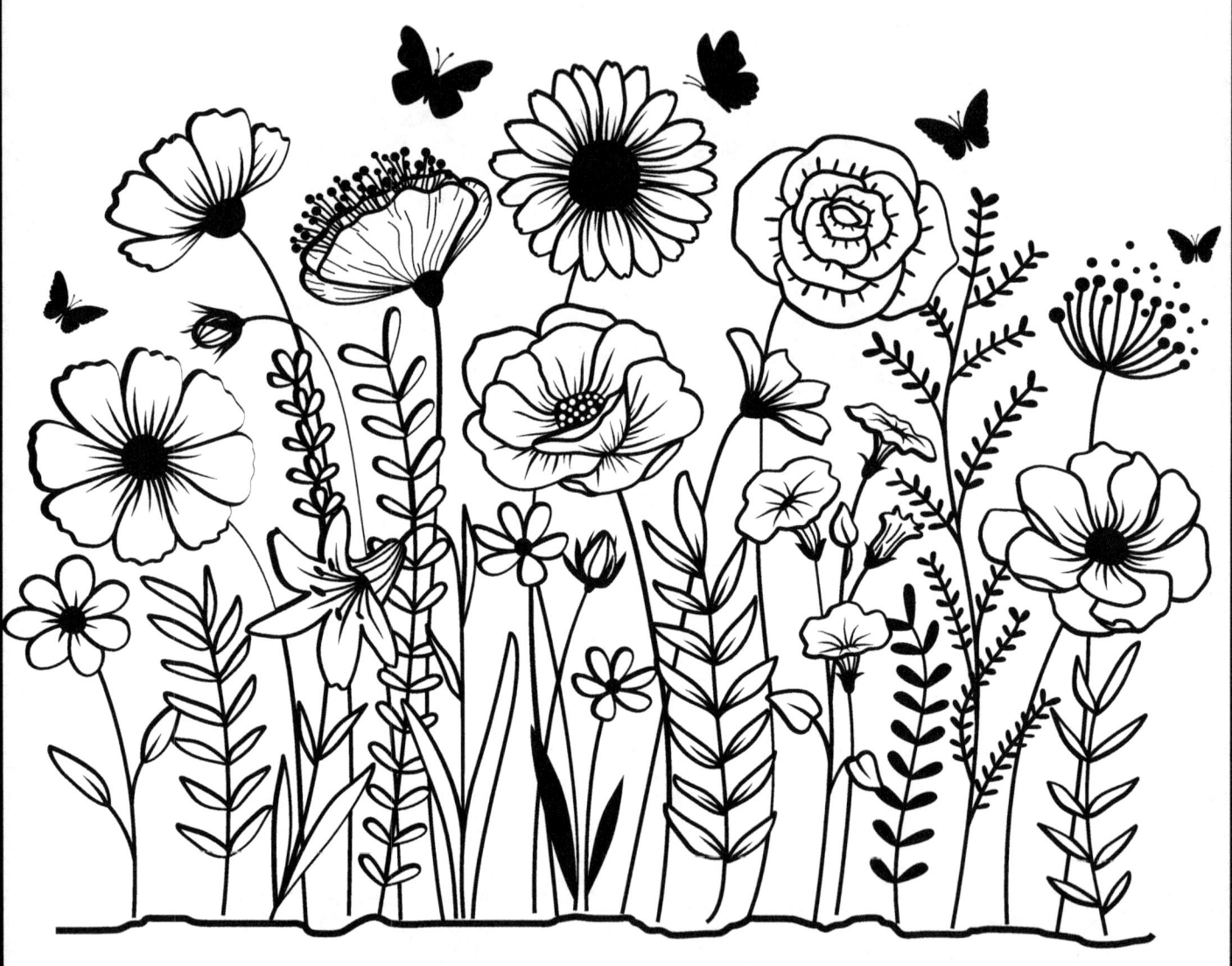

WISHING YOU A SPEEDY RECOVERY AND BRIGHTER DAYS AHEAD!

WORD SEARCH PUZZLE BOOK

HOW TO PLAY

Find the words across rows, columns and diagonally.

PUZZLE

```
N Z M C E H C F J R U E D G
O Y R A M B U L A N C E O L
P A T I E N T R I G Z T P Y
K P H A R M A C Y N A D E W
G P H J G N D F G D I O R H
N U R S E E B L G A A C A C
B F Z T N Y H A H A M T T T
I N J E C T I O N A Q O I Y
Y V K F Y D E R S D P R O O
R D Y E Y C C C G P A P N X
Z T T G S Q Y X X E I G Y Y
B O T B R J O T Q Q Z T E L
W J M P B O D W A I Q I A L
J U H N C T G Q I E U T Y L
```

HAPPY   NURSE   CLINIC
DOCTOR   BANDAGE   PATIENT
HOSPITAL   PHARMACY   AMBULANCE
EMERGENCY   INJECTION   OPERATION

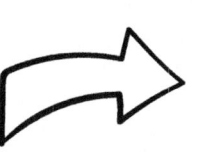

SOLUTION

```
N Z M C E H C F J R U E D G
O Y R A M B U L A N C E O L
P A T I E N T R I G Z T P Y
K P H A R M A C Y N A D E W
G P H J G N D F G D I O R H
N U R S E E B L G A A C A C
B F Z T N Y H A H A M T T T
I N J E C T I O N A Q O I Y
Y V K F Y D E R S D P R O O
R D Y E Y C C C G P A P N X
Z T T G S Q Y X X E I G Y Y
B O T B R J O T Q Q Z T E L
W J M P B O D W A I Q I A L
J U H N C T G Q I E U T Y L
```

HAPPY   NURSE   CLINIC
DOCTOR   BANDAGE   PATIENT
HOSPITAL   PHARMACY   AMBULANCE
EMERGENCY   INJECTION   OPERATION

COPYRIGHT © 2025

Puzzle #1

```
N Z X P V P B B T H P M N A
C G N H A F N M I E A A U M
J H Q A F M B X C P X W R B
P A D R O F S M Y X K F S U
V P O M P U B A N D A G E L
Y P C A E M E R G E N C Y A
C Y T C R Z F I A X C J V N
L R O Y A A S W Y R G V V C
I B R C T D L L W G U X C E
N M V C I N J E C T I O N C
I X D H O S P I T A L N I I
C O C O N I I S N M G G O R
M Y B N E E B V V G K Q S Y
P G Y P A T I E N T F H C S
```

HAPPY	NURSE	CLINIC
DOCTOR	BANDAGE	PATIENT
HOSPITAL	PHARMACY	AMBULANCE
EMERGENCY	INJECTION	OPERATION

Puzzle #2

I	P	W	M	B	Z	S	P	I	F	D	K	R	L	N	F	K
D	X	R	I	W	V	T	D	Y	I	I	G	T	Y	I	Z	N
C	J	M	E	N	A	H	H	I	I	H	J	Y	U	J	A	K
Y	Z	F	L	S	C	R	B	E	A	I	A	E	Q	P	L	A
W	T	K	V	T	C	L	S	U	R	G	E	O	N	O	G	T
L	A	T	Y	E	I	R	M	S	X	A	N	Q	N	K	Q	J
X	G	R	K	T	N	V	I	K	Q	Q	P	O	D	W	X	F
F	L	E	D	H	E	Z	L	P	Z	U	R	Y	S	P	R	B
A	P	A	X	O	A	X	E	D	T	E	L	C	Y	I	L	Z
H	E	T	J	S	E	I	S	Z	H	I	M	U	A	F	S	N
K	B	M	Y	C	P	M	M	C	E	W	O	H	B	Q	W	Z
Z	B	E	K	O	Z	W	T	Z	W	Q	C	N	S	C	J	P
P	C	N	Q	P	A	E	H	H	J	L	W	W	B	E	W	N
K	W	T	H	E	R	M	O	M	E	T	E	R	O	F	A	Z
I	V	H	A	T	U	Z	J	E	H	J	C	K	A	U	L	J
T	E	X	S	Z	L	L	H	C	X	C	Z	B	T	I	Q	G
N	U	R	S	E	R	W	F	Z	O	G	H	C	W	N	H	Y

WARD NURSE SURGEON
THERAPY VACCINE DIAGNOSIS
TREATMENT STRETCHER WHEELCHAIR
STETHOSCOPE THERMOMETER PRESCRIPTION

Puzzle #3

```
N A R T T C M I Y F O S C I C N
O J C A B B A G E B P P J P G S
B R A S Z S R B O B T F A W Q U
S D C P S U B R O C C O L I T G
A G T A Q R E P Y D G A Q X V C
B E D R U Y J P L N O R Y O E X
N R X A F L C M A F E A Q J A U
Z K Q G U X I M Z T I O T D L F
P F N U C Z D F F S I G V M G D
L O Z S U M U T L Y G C L S Q L
Q S I B O Y Y U P O K M X L S T
B E E T R C N E O X W S F P O E
E E C Z A G L M W F E E T R I Z
I I A Z N G P R C E L E R Y V E
L T A N G E R I N E I A A A T F
B D A P E P P E R P C K O F S H
```

BEAN   BEET   MANGO
ORANGE   PEPPER   CARROT
CELERY   CABBAGE   BROCCOLI
TANGERINE   ASPARAGUS   CAULIFLOWER

Puzzle #4

```
C C E E L E P H A N T F Z L
E P A G J G I R A F F E U F
F M H L V J X Q I L T C B E
M T O I L M K J Z A C A H Z
G K R O I I F I C M N T L S
Q F S N K F G D K I I M I L
D P E V O A D A O N Q P X Z
A L T C I B N H T G S I I R
Z Q F A H A R G Q O W U T C
Y L H M U D A B A H R L S B
O J A G U A R A E R F I W Y
L B I E H J G E T A O E B T
E Z T L K D A B B F R O X Y
V B E A D K P K A O C Z E F
```

CAT DOG BEAR
LION HORSE IGUANA
JAGUAR GIRAFFE ELEPHANT
FLAMINGO KANGAROO ALLIGATOR

Puzzle #5

```
A J Y W A W M F G L Z V
E M U A O T C M Q J A I
I S N A K E J W T J S A
B Z V R A B B I T U O Z
O K U U O K M T P N I P
P Z L N Q Y W O L F I G
E Q T O I J T W N I E T
N U U T F C V I M K W I
G O R G O O O V G V E O
U K E K O M R R T E G Y
I K D N K R X Z N T R I
N A R W H A L N E J J M
```

YAK	WOLF	SNAKE
TIGER	MONKEY	QUOKKA
RABBIT	NARWHAL	OCTOPUS
PENGUIN	UNICORN	VULTURE

Puzzle #6

```
J Y C I L A N T R O F N N
J A K P Z K N S O P B F O
L D H S A G E V S Y M A G
T H Y M E V A C E Q I T Y
G R P C I N N A M O N M E
O O G H N K Z X A X T Q L
Y R C R S P E A R L V Z U
F E M U V Q I G Y K C J N
R G V T C W Y U E X V R I
E A B B U H K P A Z U C X
J N S H K L I P A C R S F
O O F P A R S L E Y R V I
K O X O V D M I I O I G H
```

MINT	SAGE	TULSI
THYME	PEARL	CHILI
CHIVES	OREGANO	PARSLEY
CILANTRO	ROSEMARY	CINNAMON

Puzzle #7

```
S Y F A N U T M E G Z W C
P U F N F T A S N A V X T
K E G P U U Q S W V A U S
V T P A J R A L M O N D S
A L W P R M B V D T I D P
Z J T R E E P M S H L Y G
O D R I W R N E L Y L V G
M V C K T I H T U M A V I
W Y F A M C O T W H T Z N
S L S U S O W U D R Z D G
B G C F A H J L G T W Z E
G H J O L I E C O X X N R
C Z F C T S A W V U R G Y
```

SALT   CUMIN   SUGAR
GINGER   NUTMEG   PEPPER
ALMOND   CASHEW   PAPRIKA
VANILLA   TURMERIC   CHESTNUT

Puzzle #8

```
F D O T A U F C O Z V H E X
R S G G W R U C N K D U W K
U B L K Y A N J L E M S L K
B C P G M I L L E T M A C D
T V O I J B S N Y T E Z W W
P C T U S X P B U M D J M B
T N R T S T I N N T F K O A
Z P A M P C A R C G N K V R
C O R I C E O C Z Q F Q G L
E E A L P C C U H U Z I B E
P A Q G V B K A S I T S Q Y
M E H U S A S E N N O B M B
A P F X U D M F L O U R R U
D H L X J I S J K A G V I W
```

OATS RICE PECAN
FLOUR PEANUT WALNUT
BARLEY MILLET QUINOA
CORNMEAL COUSCOUS PISTACHIO

Puzzle #9

```
N V V O A P Y U A Q S Z J D R D L B
V X N V A E Z O X A N P M X E K B L
L T Q A Q F C Y I G O Z N E Q J J T
D Z L M H A Q G U W M E W B N J X F
E Y J T Q C U O E B V W C O M E T D
W Z G X J O N P T V K O O A S F A W
T N U M V N I D P L K S Q Y O M W A
N I X E P S V O L R D S H B G P B X
F A D T X T E R S K D P R U Z S U T
F Q L E E E R V J I M L J O R B N C
A Q S O T L S A O E S A S H W Y K O
K Q M R J L E R Y Y D N T J N H G Z
G D V X P A E S B T H E E V S L K W
I A L S D T O K C M C T N B D K X H
Q A L T S I X M Q O I F A S U T E D
K H N A V O M H I X P L S S O L A R
V I X R X N A K S U P E R N O V A Q
Y R Z A W Y S S Q M C K I E T S R H
```

STAR   COMET   SOLAR
GALAXY   METEOR   NEBULA
PLANET   ASTEROID   UNIVERSE
TELESCOPE   SUPERNOVA   CONSTELLATION

Puzzle #10

```
H D B S B Z P L U T O M K J A
V C L I O O S Y R R X F N Q C
E U Q E R R D J A E W T Y I L
Y H Q S A G Q U N Q C A O P C
M O V M P S R U U F E W I G N
T A G F J A T A S G L H H G F
H O Y I R P C E V V E N U S R
Z P R K E B C E R I S B V B E
W O Z N B O T C C O T Z W K S
A L W G I Y Z E I R I Y T O A
O U B N I I J T K A D F M T
G R N B E W B X H E L F P D U
A W B Z A S G Z R C Y O T S R
U V C I P H Z V G L V Q M L N
J U P I T E R Y T H T A P U J
```

MARS   VENUS   PLUTO
ORBIT   SATURN   URANUS
JUPITER   NEPTUNE   GRAVITY
ASTEROID   CELESTIAL   SPACECRAFT

Puzzle #11

```
B F Y G H E M D U U P U
H Q B I C A G B X A L J
M N Z I K N C T U N A S
F U R O A T C L X U X H
A W S Y S V R D A H Z R
A G C S T E A C D M K S
B S A T E A B I Q W P H
X K L E A L U F F M H C
D X L R K Q G O I S X A
D L O B S T E R I A K A
L J P J T L H F P Q C H
Y X A M U S F I O P R V
```

VEAL   CLAM   CRAB
FISH   TUNA   STEAK
SQUID   MUSSEL   OYSTER
SHRIMP   LOBSTER   SCALLOP

Puzzle #12

M	M	H	R	B	D	G	Z	O	J	P	H	P
C	S	A	R	D	I	N	E	C	T	X	L	D
E	O	D	C	W	M	W	L	U	O	X	T	A
A	M	D	B	K	H	B	O	O	E	Q	A	J
W	N	O	E	U	E	R	C	S	Z	C	K	X
K	Y	C	Y	Q	T	R	H	R	J	C	F	I
W	G	K	H	M	N	T	E	E	E	W	I	W
R	V	Y	F	O	R	F	E	L	H	A	F	G
X	I	X	M	G	V	R	S	R	Y	X	M	O
N	B	L	G	W	X	Y	E	O	F	W	V	S
B	A	L	M	I	L	K	V	G	Y	O	O	W
S	S	Z	N	U	L	O	W	B	N	T	Q	Z
U	S	N	J	C	E	U	L	V	P	I	X	N

COD	BASS	MILK
TROUT	CREAM	SALMON
CHEESE	BUTTER	HADDOCK
SARDINE	ANCHOVY	MACKEREL

Puzzle #13

E	G	Z	U	E	B	L	B	X	V	D	C	U
D	G	I	N	Y	V	U	S	K	E	W	F	N
N	N	G	Y	I	Z	B	T	Y	E	Q	H	S
R	C	M	S	O	R	B	E	T	F	W	T	Y
K	F	D	W	W	G	L	L	Y	M	D	V	P
K	E	A	A	I	R	U	H	E	W	O	S	K
F	U	V	F	A	N	Y	R	J	O	J	M	F
B	T	U	B	K	E	E	C	T	O	F	U	H
E	U	N	X	K	E	Q	I	M	E	M	J	D
Q	R	H	S	B	L	X	D	P	F	V	M	P
O	E	I	C	E	C	R	E	A	M	I	K	Y
A	H	E	B	J	O	J	R	A	K	S	B	C
W	W	D	M	L	E	G	E	L	A	T	O	D

EGG   GIN   TOFU
BEER   WINE   CIDER
YOGURT   GELATO   SORBET
BARLEY   WHISKEY   ICE CREAM

Puzzle #14

```
O Y O J Z O P E G V R N U X
D K E R L X V U S R P C A J
W G C I E A D A E Y O L T Q
Q K U F A V P M T U A V J F
C W K Q F A E A C O R N E K
A A F N R L T R K M S N N P
B D N I B I V Y G H W O V C
Q P Q O B K Q B A R K U A H
A R O A P D S F G W E O J M
U H H S S Y D E E R D E U M
E M T V H E M T I R N E N N
Q F R J Y A V G Q E N M G I
J K D E H C G A Z W U H L O
W H G J D S R O P W I U E Z
```

IVY
FERN
GROVE
JUNGLE

BARK
LEAF
KOALA
HABITAT

DEER
ACORN
CANOPY
EVERGREEN

Puzzle #15

D	W	H	D	W	H	W	E	J	P	K	B	Y	U	R
M	L	L	R	S	O	I	Z	G	Z	K	L	S	D	R
S	S	G	P	T	S	L	S	A	X	A	W	P	T	C
Z	U	I	O	X	R	D	F	U	A	V	J	B	X	I
O	H	A	M	L	M	E	U	Q	A	Y	V	H	L	G
N	S	Q	U	I	R	R	E	L	L	Z	L	I	I	B
B	L	X	A	A	V	N	J	V	O	Y	A	H	K	E
A	A	Q	U	N	D	E	R	B	R	U	S	H	Y	C
O	H	N	O	A	A	S	T	X	Q	X	B	Z	S	J
T	O	I	H	B	X	S	Y	A	O	R	S	K	T	G
T	D	B	I	N	E	V	M	Y	D	A	S	X	T	U
K	N	D	V	J	V	W	J	Z	I	I	O	C	V	E
N	O	I	A	W	O	O	D	L	A	N	D	J	I	U
S	A	P	L	I	N	G	F	H	H	T	A	U	N	P
P	K	A	G	R	U	Z	L	T	M	P	I	N	E	N

OAK   PINE   RAIN
TREE   VINE   WOLF
QUAIL   SAPLING   SQUIRREL
WOODLAND   UNDERBRUSH   WILDERNESS

Puzzle #16

```
N L B X B U R R I T O Y F
P A E E C Z K C X S D X A
S T C B L G L U J O M L J
N U L H D T C X S C L F I
Q Y S F O U F E I E A L T
G R T H A S M V A C Y V A
C Z F Q I R A P E V Z K D
D H U J Y Z C S L H K S B
N L P I Z Z A M H I F Z O
Y A L E E L R Q T I N Z I
K H C D V K O P A A M G V
G E S M X Y N E C H J I Q
B U R G E R I S O T T O C
```

TACO SUSHI PIZZA
PAELLA NACHOS BURGER
FAJITA RISOTTO SASHIMI
BURRITO DUMPLING MACARONI

Puzzle #17

```
V V C D Q G U M B O P B H G
M B J B U W J F S M I N Z G
I C A S S E R O L E I E E I
L A N R O R Q S A L A D S A
K P S A B R C Q I E G W G U
S B C U F E I H F T P M Y F
H T Z R E U C Q S T T R U D
A P I P M B F U T E S X H E
K W H R B E G A E E Q N R W
E X N C F O K O W S Y X Y S
B I K Y J R W P K Y O I N G
A J I M G P Y Q H K P U U K
B P N A H M E X D S Z C P X
A Y Y O C R E P E X J B G M
```

STEW SOUP CHILI
GUMBO KEBAB SALAD
CREPE STIR FRY BARBECUE
OMELETTE MILKSHAKE CASSEROLE

Puzzle #18

```
D O C V P K T B P Y Q M T D
N J V W E B Q H M S O I C V
P J D E S K B U C E L C Q I
B X K C N D R E S S E R L K
Y J Q L A M P O K G F O G L
K G B Q C B J R D A F W H D
E E W M Z U I I Z A D A F N
M E T N I A R N S X C V N L
G P S T H F O T E R R E K S
J M Z C L N D I A T K U S F
L T M E M E B F G I W J F Z
T R G F B Y U Y A Y N E I A
A D C V G N X L I W N Z T Z
G O J I U G G E O W D C X V
```

BED   FAN   DESK
LAMP   OVEN   FRIDGE
KETTLE   CABINET   CURTAIN
DRESSER   ARMCHAIR   MICROWAVE

Puzzle #19

```
D Q G E T E B V O R U G M Z J
X X O E D D Q D C G F E A T O
I W N D T X L I V A T Y T E M
J G A U G U V S F A H L T H F
Z Z Y R L X I O E G R D R L J
X V K K D I S H W A S H E R I
D V A B E R I K J S O H S M C
X B F C Q X O O T F S S S T Y
K J P N U C R B J A J X I P Y
R D T I L U C Z E U B A N K Q
S D U N L F M N S C X L K Q N
M L F P J L K K R E B T E L L
U F I Z U T O A S T E R U L B
Y K X A Q X Z W V D U V G E H
K V X A J Z H R Q S W W N D H
```

RUG
SHELF
VACUUM
WARDROBE

SOFA
TABLE
FAUCET
MATTRESS

SINK
PILLOW
TOASTER
DISHWASHER

Puzzle #20

V	C	F	D	B	Y	E	K	Q	X	N	K	I	Y	D
A	A	U	K	G	G	U	Q	N	J	U	Z	L	A	H
F	L	H	B	F	A	W	C	I	P	V	L	I	A	U
X	C	Q	E	C	E	R	S	L	I	A	Q	G	F	I
M	U	I	Y	L	O	S	A	N	F	I	Y	H	L	K
O	L	O	L	F	I	Q	T	G	O	R	J	T	F	T
I	A	I	Z	X	X	C	E	I	E	P	H	H	X	J
K	T	G	G	P	N	R	O	K	V	L	D	O	S	W
I	O	T	P	L	Q	E	A	P	L	A	M	U	A	I
T	R	Z	T	F	O	B	T	R	T	N	L	S	F	M
E	L	E	V	A	T	O	R	G	U	E	G	E	D	T
M	Z	U	E	W	G	W	C	M	J	I	R	H	A	K
D	I	N	O	S	A	U	R	I	J	L	U	Y	B	B
Y	F	Y	T	F	C	S	S	E	Q	T	S	Y	V	P
F	Y	L	V	N	Z	A	D	E	Q	F	Q	X	K	C

KITE
GARAGE
DINOSAUR
CALCULATOR

IGLOO
JIGSAW
ELEVATOR
HELICOPTER

BAKERY
AIRPLANE
FESTIVAL
LIGHTHOUSE

Puzzle #21

T	L	G	I	F	H	R	N	G	D	V	Q	T	B	B
E	D	V	A	G	B	A	B	M	Z	M	N	L	A	F
E	J	W	X	T	D	B	O	B	L	T	K	Z	O	Q
P	K	V	I	J	H	U	V	Z	H	S	N	Q	O	P
V	L	H	R	N	C	E	Z	C	I	Q	Z	N	T	L
W	G	Z	G	C	X	T	A	D	Y	R	Q	J	L	A
X	F	P	W	Q	O	Y	V	T	U	C	S	A	Y	Y
W	O	X	V	J	U	R	P	S	E	L	F	R	X	G
G	G	R	J	J	M	I	C	Q	Y	R	N	O	Z	R
G	Z	O	O	W	E	Q	L	H	E	X	X	B	L	O
J	V	O	L	C	A	N	O	T	E	B	O	O	K	U
F	Z	A	P	V	E	W	A	H	O	S	C	T	G	N
Q	Z	P	H	C	N	W	H	T	B	V	T	B	K	D
Q	Y	D	S	K	Y	S	C	R	A	P	E	R	D	W
Q	Q	F	U	M	B	R	E	L	L	A	V	J	A	N

ZOO QUILT ROBOT
YACHT THEATER VOLCANO
NOTEBOOK UMBRELLA ORCHESTRA
WATERFALL PLAYGROUND SKYSCRAPER

Puzzle #22

R	S	O	C	C	E	R	U	G	B	Y	S	A	R	H
W	L	O	B	A	S	K	E	T	B	A	L	L	B	E
E	Q	Q	F	M	O	M	L	H	B	L	I	B	J	V
L	V	F	M	O	G	Y	M	N	A	S	T	I	C	S
D	D	R	A	B	O	J	F	B	S	G	Y	Y	N	O
K	L	W	R	A	L	T	Y	S	E	D	O	T	B	Y
N	Z	Q	A	O	F	E	B	H	B	N	N	N	I	P
S	M	G	T	Y	L	I	A	A	A	M	A	U	D	K
F	I	M	H	L	F	H	F	T	L	X	X	I	N	S
A	B	J	O	J	C	U	O	B	L	L	R	E	I	I
Y	K	V	N	H	I	J	S	C	Q	H	U	N	L	Q
O	E	B	Z	Y	Y	A	W	M	K	D	N	V	Z	A
O	N	W	K	D	C	R	I	C	K	E	T	C	W	N
R	K	O	H	U	A	B	B	X	T	C	Y	K	W	I
Q	E	K	Y	L	E	X	Q	N	Q	V	G	L	C	R

GOLF RUGBY HOCKEY
SOCCER TENNIS CRICKET
BASEBALL FOOTBALL MARATHON
BASKETBALL VOLLEYBALL GYMNASTICS

Puzzle #23

```
Y I Z R B R R O V M B Z Z J F X I X
Q G G R Y C W R Z R O W I N G Y F H
F V H P A B R O C Z L Y Q Z D A T F
Z H E E U Y F D W R E S T L I N G I
R H D G S K W W L V R F P F C O J Y
A F E I B K Y N F N R S O A E X C E
N F A C U D A B Z S K N U U L F Y N
I A E Y I N S T V V B O X Q C K L Q
T Y A N A R C H E R Y W T E Y Q R W
Y G X E C N X B G B K B Y I C W G J
X V B O X I N G Y T O O Y W L N Q D
M F D M R C N T S H M A W Q I C Y V
D Z K G M I K G Q K M R R M N B H P
I S D N F V A T I S I D M D G P K P
D D F R Z T K A Y A K I N G I L X R
L U U G G C R T N S W N N G P N C O
L S M F N K G V T S G G E G P P G E
S Q R Z S M U Q U D D Q X F E W F N
```

BOXING SKIING ROWING
CYCLING ARCHERY FENCING
SURFING SWIMMING KAYAKING
WRESTLING SNOWBOARDING SKATEBOARDING

Puzzle #24

```
D E S I G N E R A J A N D S L S N
O J M X N M U B B S C I I S K K M
H F G W M D Y M P S W T W G C T D
M F X J L N J E L P F S B S N R B
L T L N L Y G L Q F J J U A F N J
A B A K G Y H E P C H E T S O Y C
M F A M U S I C I A N N C H J R T
Y Y O R H D M T A C U G H Z P Z C
R T V I B K O R G O E I E H N R A
D V N P X E O I C N T N R I Z Y R
L E N U S A R C H I T E C T C N P
O M N V H L A I B X A E L R G Z E
P H O T O G R A P H E R N A P I N
M D S J I D C N A R A A R T I S T
V I Z E X S R F Z K H N H R L I E
M O T J C D T E U L E A X T F P R
B J F K C I P Q V S H U H F W J G
```

ARTIST
DENTIST
DESIGNER
ACCOUNTANT

BARBER
ENGINEER
ARCHITECT
ELECTRICIAN

BUTCHER
MUSICIAN
CARPENTER
PHOTOGRAPHER

Puzzle #25

S	B	N	I	K	W	P	T	W	S	N	V	Y	A	J
Z	M	S	I	Y	B	U	W	A	R	O	O	B	S	N
M	L	A	P	T	O	P	N	K	Y	B	G	K	O	E
I	M	B	R	P	L	Q	K	R	J	G	L	I	F	N
D	Q	O	F	T	F	T	E	J	P	K	K	S	T	D
S	C	X	N	C	P	I	Y	W	R	E	Y	C	W	Q
M	O	D	Q	I	L	H	B	D	I	C	P	A	A	R
S	M	C	W	Z	T	M	O	U	N	K	D	N	R	K
B	P	S	B	U	R	O	A	N	T	T	U	N	E	D
G	U	V	L	C	O	U	R	J	E	Y	O	E	D	F
D	T	X	B	Q	B	S	D	L	R	Z	M	R	T	S
A	E	P	Z	S	O	E	B	B	V	H	Z	P	D	U
G	R	G	O	F	T	A	Z	U	P	B	H	X	W	C
I	W	Q	I	N	T	E	R	N	E	T	F	E	C	M
Z	M	U	I	J	N	O	K	B	Y	V	X	Y	I	S

MOUSE	ROBOT	TABLET
LAPTOP	MONITOR	PRINTER
SCANNER	COMPUTER	KEYBOARD
INTERNET	SOFTWARE	SMARTPHONE

Puzzle #26

```
Q V W Y Q P F N Z D A T A B A S E G
S I S Y E I Q R L H J J A A Q X K K
E Z T E C H N O L O G Y U H V S M U
R N I G M Q F T D M K X L H Q A D L
V C C J A Y W T H C G J O B N P B Y
E Z Y R M G R X G D R Z J G B R X M
R K P B Y P D K O X O C Z N Y H Q U
D A R E E P P A F M A D O D D Q Y X
G F O H A R T I F I C I A L F Y O W
X J G T V L S I Z V T L D Q Z U A W
S A R R F I G E O A C B O A X A D W
H G A C I Y G O C N A G X U Q U K L
C O M Q E Q M I R U N V U M D R Z N
O I M S H V L S M I R E V L O V H Q
F C I B X P K K D F T I T W C V E M
K L N T P T Z O Q K F H T R X K I R
H A G A O R C E S B V E M Y I F U V
I J V D F R Q E M F N B C V D R O V
```

CLOUD
NETWORK
ARTIFICIAL
APPLICATION

SERVER
DATABASE
TECHNOLOGY
PROGRAMMING

CODING
ALGORITHM
ENCRYPTION
CYBERSECURITY

Puzzle #27

```
N J C L D Y O W P U W F X O
T L J U R P Q K P T E M R X
P M T C V L A R V R K D Y S
F C O N T I N E N T O J Y G
W C F U D E L A P V W V U K
S R I I N M S L E P R E S L
C D Z T Q T R T A A I H C E
Z E J F Y L A K E G V Q T C
Q S B Z M T V I Z X E S G C
K E U J S C O U N T R Y K R
B R E E F G S C C F T Y V L
U T R M A W A I E X O N I S
O O R V J T H N Q A W P O A
F Y C I E C V Z X H N H L M
```

CITY
STATE
DESERT
VILLAGE

TOWN
RIVER
FOREST
MOUNTAIN

LAKE
OCEAN
COUNTRY
CONTINENT

Puzzle #28

```
O J Q E B U U D E D O E F P
U A O H V C U H S M S M I X
I K A S G X T N P L A I N J
R H U E I O P N V P A O K B
L T C B F T L N A H Y N G U
G B Y E S T S G S N I P M Y
C U T A E I S L A N D P T Y
F Y O C K F T C V U F B A I
T C U H F M K U A A G T E O
O Q Y C B N I E N Q L P J B
I O V Z K S T X N D B L Y A
K F T H D A P R A I R I E Y
S G N A L W A E H G O A Z Y
B L K P E N I N S U L A S L
```

BAY	PLAIN	BEACH
COAST	VALLEY	ISLAND
CANYON	TUNDRA	PLATEAU
SAVANNA	PRAIRIE	PENINSULA

Puzzle #29

```
C D G V K V M Z R A F K K P T H
F I P P H U Q D L T O N D A P O
Q R C H T S H O R T S T O R Y M
B E E N O V E L O A X N I O B D
X P A I N T I N G R W I M B T P
E Y U O G N O N G G S I W C X F
A B Q V H G U G M Y C L N B P M
C D A L L R R Q R M U P Q G T U
N H W L G U I A I A L L V W P S
G L F T L Z R J C Y P T W B U I
X G W C N E Y L F V T H P P P C
D I F T P J T N D R U L Y K A A
S H P O T T E R Y I R U L B J L
L B L W C W X M F T E L P N S D
S A A P P E S I H G V X T S K I
C I Y N P P O E T R Y G Z K W X
```

PLAY
POETRY
POTTERY
SCULPTURE

NOVEL
BALLET
MUSICAL
PHOTOGRAPHY

OPERA
DRAWING
PAINTING
SHORT STORY

Puzzle #30

```
N O N F I C T I O N E T A M N
T S R Q E C M M U S E U M B G
W G Z C F T A W P O J N Z Z E
Z C O T H A N A G R E D S E N
N C W P G E U T E H A Y R Q R
X N W O T V S T G K N U K S E
U H A R P P C T Z P T X U I L
M G X R E A R C R A H O E B E
H A P G R D I X R A O B X Z V
E F Z A B A P E G A L L E R Y
H P H E J Z T C O C O H H G U
X C L C P I K I O Z G M M W O
W J M O L P U D V L Y N K I K
O F I C T I O N X E M C V C W
Z A L R J D S W V X T M C G G
```

PLOT GENRE MUSEUM
GALLERY FICTION ORCHESTRA
ANTHOLOGY CHARACTER NARRATIVE
LITERATURE MANUSCRIPT NON-FICTION

Puzzle #31

J	S	H	U	Z	L	K	O	I	L	C	D	U	J	M
S	N	U	T	X	L	P	E	S	D	S	B	Z	O	R
E	H	T	B	J	E	K	R	K	C	O	I	H	V	P
N	U	I	L	M	O	T	O	R	C	Y	C	L	E	K
A	I	R	P	L	A	N	E	V	Q	B	Y	A	V	H
O	Q	G	T	K	K	R	G	N	F	G	C	E	R	E
T	F	J	F	V	F	R	I	Y	W	N	L	V	J	H
J	Q	Q	F	E	R	A	H	N	V	C	E	I	B	D
B	E	T	X	T	R	U	C	K	E	Q	L	R	U	W
P	S	K	A	T	H	R	Z	Y	F	C	N	I	S	T
X	T	R	A	M	P	D	Y	S	U	M	V	K	G	B
Y	E	O	A	K	T	I	X	G	M	F	B	V	R	R
Y	B	M	X	H	D	A	G	Z	G	C	X	L	X	C
K	D	M	S	V	I	S	H	W	R	U	H	S	K	S
V	Y	F	L	L	H	L	B	Z	S	E	I	Y	J	P

CAR	BUS	BOAT
SHIP	TRAM	TRAIN
TRUCK	FERRY	BICYCLE
AIRPLANE	SUBMARINE	MOTORCYCLE

Puzzle #32

```
F C G U R H H L A P E I K N T M T
G M W F A E O B F L Q Y U P D K E
M V S B A L Q R R G I W V A N Z C
P O C T L I V B C R N B G Q O I Q
W R M E H C V D M U F X X G F U Z
S Y O T R O L L E Y Q J I O R K O
J L P L H P V E Y E M M G C R D X
B I E B L T H E B J B C G C Y T J
V N D Z X E J S R F U H R N T H V
T R B J V R R V O C U C U H G D H
U O S K A T E B O A R D C V F J E
X U T C A Y D C L M Q A J S I O H
X B Y S O S U B W A Y V F T E T H
W X J V T O N F X P D S E T O S O
Z L I Q D O T J K R A E Z Y X I J
Z X G U Z U F E R R Q B S I J X A
C A R A V A N T R B W Z M L B D W
```

JET   VAN   MOPED
YACHT   SUBWAY   TROLLEY
SCOOTER   CARAVAN   HELICOPTER
SKATEBOARD   HOVERCRAFT   ROLLERBLADES

Puzzle #33

```
S E L V V O E S K D Q F B N
I A K E V K E E X T J H R B
S X X U B S I G Z Z R A E R
Q C H O S D A Q T D T R L J
M W V W P X C N R I G M W C
Q J W V Y H C A U G T O O L
F L U T E G O G M Y Z N P A
E F H T L B R N P X I I C R
O J C C Y J D E E I S C E I
V Z Z E O U I R T B A A L N
V H K R Z L O S U C P N L E
X V I O L I N E W M S L O T
D F I O E K Z E Y U S F M S
Q O G W F I S R J H W E P Q
```

PIANO
DRUMS
TRUMPET
SAXOPHONE

CELLO
GUITAR
CLARINET
ACCORDION

FLUTE
VIOLIN
KEYBOARD
HARMONICA

Puzzle #34

```
C B Q H P I V M Z Z N P M J X X
M L J L C O N D U C T O R J U Y
N A B O T F O B C G A S C N E S
Q R R S Y K R B J I M H P Z E W
X Z V A W R C A R L B W M E S U
N H A J C E H S X C O S G W E T
X O L C G A E S C B U P X R X U
S Y N T H E S I Z E R N I V I W
V Z L C R I T N W A I P T F E X
X O U O H N R G H B N X A P O R
K A R I P O A E X A E G O J P M
T S G W G H I R G N J L Y S R A
U Z P X J O O R Y D R F A G X I
J O L P J V O N R T J Z K D I W
W S K G A S H F E E L Y W L H P
Q H W I N I S U H M L Y X L U J
```

BASS   HARP   BAND
ORGAN   CHOIR   SINGER
MARACAS   XYLOPHONE   CONDUCTOR
ORCHESTRA   TAMBOURINE   SYNTHESIZER

Puzzle #35

A	C	C	S	G	S	J	F	E	W	Z	G	Z
S	R	O	C	W	H	J	H	G	Q	C	U	X
Y	K	B	A	K	U	P	C	Y	X	A	H	V
Y	L	D	R	T	P	L	D	R	O	M	M	Y
W	U	R	F	H	W	N	D	R	L	Q	T	R
Q	V	E	B	L	O	U	S	E	S	F	T	I
Q	J	S	T	Y	R	G	W	P	H	C	A	S
E	A	S	K	I	R	T	E	A	O	F	N	H
Q	C	A	R	D	I	G	A	N	R	U	Q	I
G	K	P	F	B	L	U	T	T	T	U	O	R
J	E	A	N	S	C	J	E	S	S	H	D	T
T	T	I	S	W	D	S	R	O	Y	F	Q	G
V	Q	Q	U	F	D	P	W	M	U	H	H	Z

COAT DRESS SKIRT
SHIRT PANTS JEANS
SCARF BLOUSE SHORTS
JACKET SWEATER CARDIGAN

Puzzle #36

```
W N M R G I C U E C U L J V E
V Q Y W B I L X Y H J N T G E
S V Y L O A R B U D H C S H Z
S W F F O W I E D U H V B T J
L U Z E T D A L N X G G S E O
A S N G S N Q T E G L U G L I
L D O G U A P L C S O A R R Y
G W D C L D N P K H V H H D S
R H R C K A L D L O E I I E K
C L B W Y S S A I S E O D W
O Q P N H A J S C L D H T O A
H H B R A C E L E T S R X V X
H A T K M T V I X S C O S U P
P E Y N B B T C A O Y Y F E M
Z L Z D E V P P R C A V Z D E
```

HAT   TIE   BELT
SHOES   BOOTS   SOCKS
WATCH   GLOVES   SANDALS
NECKLACE   BRACELET   SUNGLASSES

Puzzle #37

```
S K X M R I D Z J U E M E M D
U V K E H H P E F R T E S T Y
N N X Y T J G R R Z R V K N U
J Q I A A E K P O E X A M O R
U O B V L L N V F F W T C T W
X H Y L E E Z W K T E E L E L
N P O K R R B U Y T O S A B T
L C S M O D S Z S F N V S O F
N E E C E V J I R H X G S O N
O T C N H W H T T P I U R K R
T E X T B O O K J Y J Z O I U
W I X F U U O R N J W D O S K
F T R C R R E L K G H U M Q E
N H S T U D E N T T P H I G O
W L F P O U I Q W W V Z L L Y
```

EXAM
COLLEGE
TEXTBOOK
CLASSROOM

TEST
LECTURE
NOTEBOOK
PROFESSOR

SCHOOL
STUDENT
HOMEWORK
UNIVERSITY

Puzzle #38

```
L L P A Q R J Q V X Y P O W M V
S A S B K B O K S J D O V E Z U
N B F C C C T V E S W C L J K Y
X O B D H U B E X T T A U X E E
C R N Q Y O R O N U H T C W C X
S A V F C G L R K D B E R L O M
P T A E E K J A I Y I L S D Q U
O O Y D X I K Y R C H Q U I Z N
A R K G Q U U J K S U Y O P S T
I Y R E S E A R C H H L T L Z H
D G R A D U A T I O N I U O F D
N W J S L V X H P Q I P P M Y D
Y Z I J Y W H L W L I B R A R Y
B K Y X I X D K R U P K S O I K
C Q P Z L R I F U X U S B F T F
B H N K E Z P D V X E P Q X A P
```

QUIZ   STUDY   ESSAY
THESIS   DEGREE   DIPLOMA
LIBRARY   RESEARCH   GRADUATION
LABORATORY   CURRICULUM   SCHOLARSHIP

Puzzle #39

O	B	J	A	D	V	E	N	T	U	R	E	S	O	R	T
W	A	A	C	K	E	K	Y	F	H	A	A	I	D	B	T
I	R	F	I	J	X	I	E	C	C	E	A	O	W	Q	N
N	R	S	V	U	G	N	D	H	W	D	I	X	E	N	K
D	E	T	A	K	Z	U	P	K	R	L	Z	B	S	J	S
A	E	P	C	Z	D	V	Z	C	R	U	I	S	E	Y	I
Q	E	S	A	J	M	D	H	X	M	R	L	L	R	Z	G
X	R	E	T	L	O	R	M	X	C	R	B	A	X	K	H
R	P	F	I	I	U	U	A	C	N	Z	R	G	I	Q	T
F	H	S	O	D	N	L	R	R	A	E	C	N	O	A	S
N	J	U	N	U	T	A	E	N	N	C	L	P	C	Y	E
B	J	Z	D	I	A	D	T	I	E	K	R	J	Y	X	E
W	M	P	V	V	I	J	T	I	T	Y	M	B	N	P	I
M	Z	M	M	U	N	I	C	U	O	H	O	N	Q	Q	N
Z	S	W	G	D	S	B	M	J	U	N	N	K	H	F	G
L	K	V	D	V	L	J	G	T	R	U	D	J	A	R	O

TOUR GUIDE NEPAL
CRUISE RESORT JOURNEY
VACATION ADVENTURE ITINERARY
MOUNTAINS DESTINATION SIGHTSEEING

Puzzle #40

```
C O X H J C F N O P F D S J
B A C K P A C K X E N V K L
Y S W V A M Y Y B S Y H I R
P I X I G P V M U B M C S V
C A F S T S S W I H A T I C
O H S A S I C U N O U I F J
M J P S M T N E N T K M H A
P Q Y P P E P E Z E L J W X
A T R B L O G P R L J T N S
S U E C N A R U M A P P C Q
S W M N G D L T C J R X T N
E V L G T R L X L N B Y H G
S O U V E N I R O J G C Z Y
C L I C Q B C T D I C J N I
```

INN MAP TENT
VISA HOTEL LUGGAGE
COMPASS CAMPSITE BACKPACK
PASSPORT SOUVENIR ITINERARY

Puzzle #41

```
E U Z Z L G X W Z A H L D Y A T L J C B X R
C T P P T H I I A I U W T B G O J U P T L E
E W R Z A M Y N W L I I J N F M D U P M Z V
R H U D C H S D V D C R O I Y D P R C M X O
E K T H O M D U F C M I A C L G E T S K M L
N C B P C D I S Z C T B V A K E A Z Y V N U
A D B A B C K T F A O T R J Q E C C C Y V T
I I G I R K Y R C V Q L H A T R E A T Y D I
S Y R S E A N I Q D V I O B W W R Q I Y S O
S J V S V N F A K I V B O N P D S Y N Q M N
A Q Q K R I L L N E M A N C I P A T I O N Z
N H T A N C K I K Z O Y Q U N Z G N X O W O
C R G U O S V Z G S T L F X D L A B M D K G
E I D L B N A A D H C S G N E H P T F I J W
J H V S N C W T N X T K M F P U X H I A L C
B N N H T M J I N P S E G F E V W W L O Q Y
M L Q R D Q N O L N P S D N Y E P C C N I
T U G M W B C N F G L O P M D C A F K G I M
C L I A Z Z K C D I S C O V E R Y M D K Z X
F J M I G R A T I O N X M A N N P G Z P M U
O Q P W M M M R C R C T I O C R T U O W S Q
J O G W C Y A S R B Q D L I E S V O M F T R
```

PEACE
MIGRATION
UNIFICATION
EMANCIPATION

TREATY
REVOLUTION
INDEPENDENCE
ENLIGHTENMENT

DISCOVERY
RENAISSANCE
COLONIZATION
INDUSTRIALIZATION

Puzzle #42

```
T X D C M G R B L I Z Z A R D Q S
T H U R R I C A N E R P L C Y N G
Z W U F R F S O V X W J Q T T G Q
I Q D N D G O T K T B H Z H O C T
M L B R D S O R L O P E W T B C X
T G J G N E K X I R H J J L Z F B
L V V O G X R C G N V P E K J J J
K S M T Y U S S H A A V J R Y E H
Y A G S C Z D U T D X D G R E K L
X I U N C P M R N O R W F K U L F
V E H O X X J B I S R P U R B D Q
R R B W X R A I N Z H M V K C S R
Z I F N Z X U T G Y Z I L S Z Q N
B S Z R U F X G O M O L N L G M Z
J S P S Y T W B S T O K E E Z U H
T D F O N J V U N T Q J Z E I G R
P K D C W L Q H Q C B Q Y T R C C
```

RAIN SNOW MIST
SLEET TORNADO DRIZZLE
MONSOON SUNSHINE BLIZZARD
LIGHTNING HURRICANE THUNDERSTORM

Puzzle #43

C	N	A	M	G	U	I	I	S	H	Q	E	Y	M	U
X	S	I	H	O	U	S	E	M	U	M	S	D	Q	C
Z	R	C	J	R	K	H	C	O	T	T	A	G	E	V
K	L	J	S	K	Y	S	C	R	A	P	E	R	S	K
V	S	A	S	D	I	P	M	E	D	S	H	M	O	X
M	I	G	P	V	E	K	B	L	U	Q	F	Y	S	W
K	K	W	M	A	N	S	I	O	N	V	W	L	O	D
V	J	Y	K	B	R	A	H	Q	J	O	Z	V	T	N
C	T	Z	X	U	P	T	S	X	M	Y	E	T	F	I
F	M	L	Q	N	H	P	M	S	P	C	S	Q	F	Z
T	L	S	X	G	Q	Z	L	E	A	A	A	J	M	Q
F	F	I	I	A	H	Y	O	L	N	S	C	B	J	W
I	Z	L	G	L	Q	W	A	C	L	T	C	Z	I	O
H	O	J	B	O	Y	P	C	V	I	L	L	A	C	N
T	N	P	N	W	D	K	W	A	E	E	T	J	V	H

HUT HOUSE VILLA
CABIN CASTLE PALACE
MANSION COTTAGE BUNGALOW
APARTMENT SKYSCRAPER LIGHTHOUSE

Puzzle #44

```
Y J I H G N Y M P H G O
T P U N I C O R N O O A
R H P G A D U N F P B M
O J F B N A Z F Y H L E
L J V R T H F W G O I R
L J G N Z G D T D E N M
H U E R D R A G O N T A
G C Q F A I R Y S I G I
L D L Z K G N E J X M D
D E I K M J I F K Y A B
D W H I T E A X V T M P
W D I X U O O R Y E L E
```

ELF　　　　　　　FAIRY　　　　　　TROLL
GIANT　　　　　　NYMPH　　　　　DRAGON
WIZARD　　　　　GOBLIN　　　　　UNICORN
MERMAID　　　　PHOENIX　　　　CENTAUR

Puzzle #45

```
U X O P V O O L L S T K T J X M R
H L K C E I N T E R N E T Y E R E
K Q M T Q P R A D I O Y C M E R F
F W J W R M P G G L K F X T W Y R
J J O E K V V B A T D F I L W V I
S R C P M S W T U E Z R T O J A G
I V X J B I T B P L W T N T Q I E
N D T O X A C O H E B E I V G R R
Z S W S R F C R P V Q L G U M P A
G K D E I S M Y O I B E A J O L T
R L M M E G T D E S B P D Z M A O
S A Q L B L F V K I C H K W F N R
C K E U C U A U T O M O B I L E K
F T F G K A C L A N F N P D P P Q
S G U Q O H T T R E I E U E V J X
B U W B V T R R F J G S B M R P J
F S X I V I J N V W L M C E V I P
```

BULB
AIRPLANE
TELESCOPE
MICROSCOPE

RADIO
INTERNET
AUTOMOBILE
TYPEWRITER

CAMERA
TELEPHONE
TELEVISION
REFRIGERATOR

Puzzle #46

```
J O K G S U Q A J K V H H W A M
W S I G H F E R T I L I Z E R M
B H I E O A W H A R V E S T O X
R E E F V Q C F O P Y U I S K L
H A S E E D L I N G O C S V O M
F R T P L A N T S H O O G P S V
J S Z A A B W T N Y L M G M A M
F V F B R D A E G B L P O Y P Y
K V U Q M L E R K J M O Z V L B
N M J Q P R A C R F W S H I I O
H Z J Q G M W A I O G T K H N I
J Y E K T D P X H L W A L A G M
P K X R N X A Q I Y M E T Q G O
C P P X J D W E N G V Q H G Y C
Y B F G A F K P C C O L T D C K
Y V Z S N B F T I Z X A V P D N
```

SPADE　　　　SHOVEL　　　　PLANTS
SHEARS　　　COMPOST　　　SAPLING
BLOSSOM　　HARVEST　　　SEEDLING
FERTILIZER　GREENHOUSE　WHEELBARROW

Puzzle #47

```
R  S  C  R  E  W  D  R  I  V  E  R  G  N  E  Q
O  G  R  P  Z  J  M  X  O  D  U  Y  L  C  I  O
A  J  O  U  A  U  L  L  A  I  K  E  O  Z  Z  I
E  V  W  N  X  P  L  I  E  R  S  S  Y  Q  I  R
N  H  B  T  J  P  L  B  K  I  H  M  C  H  L  S
G  S  A  N  D  E  R  M  H  T  X  A  J  B  Y  G
D  A  R  M  V  I  O  C  H  I  Q  X  R  A  X  R
P  W  H  E  M  H  V  J  K  F  D  T  I  J  K  N
K  V  L  O  E  E  W  W  G  X  P  B  A  E  X  S
Q  V  Y  S  U  X  R  I  N  X  M  Y  F  J  B  O
I  O  A  F  I  L  E  M  P  O  T  G  I  W  P  S
E  I  E  W  Y  O  N  T  V  Z  A  N  U  Y  C  N
J  Q  V  C  M  P  C  L  A  M  P  A  Q  M  S  D
P  X  N  G  S  O  H  T  G  P  G  B  X  P  C  G
D  Z  T  N  B  S  Y  T  J  N  E  T  I  Y  X  G
T  A  N  D  K  G  A  C  Q  P  A  W  G  Y  L  B
```

SAW   TAPE   FILE
LEVEL   CLAMP   HAMMER
WRENCH   PLIERS   CHISEL
SANDER   CROWBAR   SCREWDRIVER

Puzzle #48

```
S P I N K F G R A Y N V B P
I X U B E O T A O W U K K M
I A M R J F P E F Y D Y R J
K U N O P E U C D E K W V P
I S W W G L Y U P O L H W G
S N G N B R E C G D W I A M
X E A X H S L D Z S Q T Z T
G R E E N B L A C K N E N P
O T U R Q U O I S E C E L K
M C U H H M W S G I E G X F
T Y K B T S H A E X N Y S S
J I N A B P M W S G C L O L
M F F C O Q M V V O E F A R
S N M Q B R Q H I Z Y B P A
```

BLUE
GREEN
WHITE
PURPLE

PINK
BROWN
YELLOW
MAGENTA

GRAY
BLACK
ORANGE
TURQUOISE

Puzzle #49

```
W B F J D C W J I F R E P X E U
G R A M M A R P H N T D C J Z Y
I I Z C B C T V G V B O B B I W
D T D A N I C Z P Q F C J J B D
R S M L J F O H G C L F K N E Z
H B Z C I M I L E E P R S Y A F
R Y A U Q T K H O M O C U Y X X
A H I L H C E Y G G I M S R A V
H A I U D C Z R R T Y S E C H O
Q M W S N V D A A L K A T T B P
F C U E T Q F M P T X Q I R R H
F I I F L O E Y H C U H K T Y Y
S C M W Q H R E Y T B R I W G S
S K Z D T P S Y V B Z P E K Y I
R B Y A L G E B R A H W T W B C
U M M A L C P T F V I I A X P S
```

SCIENCE   HISTORY   GRAMMAR
PHYSICS   BIOLOGY   ALGEBRA
CALCULUS   GEOMETRY   GEOGRAPHY
CHEMISTRY   LITERATURE   MATHEMATICS

Puzzle #50

```
C V V I O L E T Q J I J L J L D R F
B V C H R Y S A N T H E M U M O S A
N U A R C O D U D X K Y Y P A E E Y
M Y C J H F S P N Q Y L P H P H F L
Q U T G I J C E G F T G I Q L C S Y
D K U U D L C A O X L M P L E J F I
H B S X L H H E S I U O O F Y I V J
E A D H W I J Y D U G H W U F X M Y
W N W U Z K P O W P B Z D E E E U O
J U X I N U F U X Z H O F K R T V Z
B Y D M E F M K S P Q P A J N F F B
E K W D A I S Y S B V W U S J U J S
D R H D S R T B G L B N R L T A J G
Q A X K E U Q E N O X F Z E O B R C
M O P H K H X P S R I K Y L W T X E
M S T G H G N W J C G I E T S A A W
O N Z K A M D O R C C I V I L V F P
A V H T Q H K A F G Y L V W Q R H Z
```

ROSE
TULIP
ORCHID
DAFFODIL

LILY
DAISY
VIOLET
SUNFLOWER

FERN
MAPLE
CACTUS
CHRYSANTHEMUM

Puzzle #51

```
Q J D R U T S U A I Q J W V H Q L
S W W H L Z B I R T H D A Y K C R
J A H T X L H P T S C H W C K B A
A M B P H E P B C H J K S L I M M
W Y N A R A W O H A Y O W L J S A
Y U O S L S N X R A R C Y H E I D
G T J S P T L K I V L N U G U L A
Z J Z O W E B F S H W L I I B B N
D Y E V U R S X T G P L O V J K V
X D L E B O U C M H I H A W A E E
A M C R G T Z U A L I V I U E L Q
W O X I D Q E K S R E A I S C E G
J F D Q U I K A W H R D F N I Q N
F Y G W Z U W U G X N H J C G Y P
X K W A N Z A A U S T O B Z A Z Z
E O E A N Q H S L J B Y N K D K M
N G H Y T Q O H Z I R V U X F J S
```

EID
RAMADAN
HANUKKAH
CHRISTMAS

EASTER
KWANZAA
CARNIVAL
HALLOWEEN

DIWALI
BIRTHDAY
PASSOVER
THANKSGIVING

Puzzle #52

```
G X U G N L U A H Q T L N G
F L U O R I N E Y H Z I R J
O D Q W P B T E D O G T C M
D S V T G E P R R X C H U H
V K B B O R O N O Y D I E O
Z O N O T Y X O G G S U H W
I C Q Y K L O S E E E M L Z
H J T K G L T K N N Z N S A
K F P L Y I M G C P E N V H
K K S I L U A N J F C V L H
O Y R J I M Q I E U I F N D
N P I L W C A R B O N C C F
Z R E U C V C Z H X N S I O
E H D K U N X S O D I U M W
```

NEON BORON HELIUM
CARBON OXYGEN SODIUM
LITHIUM HYDROGEN NITROGEN
FLUORINE BERYLLIUM MAGNESIUM

Puzzle #53

I	V	N	W	V	D	Q	X	H	C	P	I	O	T
Y	E	F	F	B	S	U	Y	S	H	X	D	D	A
V	Z	A	V	U	G	C	C	H	O	L	N	S	T
U	T	R	H	Y	Q	W	O	F	P	U	N	K	H
T	P	A	A	X	G	J	X	Z	S	Y	L	L	I
O	X	W	V	L	F	C	N	X	R	O	C	K	K
D	C	H	B	H	Y	L	R	T	F	T	Q	X	M
E	P	X	J	L	U	V	N	E	B	A	M	O	T
K	W	Q	R	K	U	U	G	A	G	M	E	U	Z
C	Y	X	N	L	O	E	O	X	X	G	T	Z	V
G	V	V	T	C	L	A	S	S	I	C	A	L	W
S	J	L	I	C	C	C	P	Y	A	J	L	E	K
D	E	O	D	P	V	O	E	E	G	W	Y	G	U
W	W	D	D	X	P	J	L	B	Q	X	Y	X	G

POP	JAZZ	ROCK
FOLK	PUNK	SOUL
BLUES	METAL	REGGAE
GOSPEL	COUNTRY	CLASSICAL

Puzzle #54

H	G	D	X	Z	G	H	B	K	J	Z	M	J	Z	V	A
U	U	O	I	G	V	B	W	Y	T	K	N	M	L	T	I
U	L	V	S	Z	L	T	T	P	U	D	G	S	Z	S	H
J	W	O	D	I	V	I	D	E	N	D	U	D	R	J	B
Q	C	M	P	E	U	M	A	R	K	E	T	I	B	X	D
P	H	K	Y	Q	I	U	C	B	A	K	D	D	P	O	J
W	R	W	E	O	N	Y	A	N	I	E	L	K	O	O	L
S	T	O	C	K	V	X	P	B	W	L	A	U	G	B	I
F	K	B	F	F	E	H	I	W	N	M	I	D	Q	B	H
A	C	Q	U	I	S	I	T	I	O	N	P	T	E	D	C
L	A	O	F	P	T	I	A	H	Q	C	O	T	Y	X	O
S	P	S	Q	V	M	B	L	N	A	B	Z	R	E	W	A
H	U	K	Q	B	E	Z	W	R	S	B	U	J	F	I	A
L	M	P	I	Y	N	V	Z	Y	S	O	E	B	Z	Z	U
Q	F	H	U	J	T	R	E	V	E	N	U	E	M	N	Y
P	J	J	V	S	N	N	B	X	T	D	R	R	C	A	L

BOND   ASSET   STOCK
PROFIT   MARKET   EQUITY
REVENUE   CAPITAL   DIVIDEND
LIABILITY   INVESTMENT ACQUISITION

Puzzle #55

K	E	L	E	C	T	R	O	N	H	W	Y	A
T	R	I	F	Z	P	R	W	D	H	F	R	N
C	J	C	W	C	C	E	L	E	M	E	N	T
J	O	S	T	G	U	A	U	Y	D	V	L	S
L	O	M	L	Y	S	C	T	J	C	A	M	O
H	Z	O	P	Y	O	T	F	A	S	H	U	L
J	G	L	R	O	L	I	U	J	L	R	X	V
O	E	E	O	I	U	O	D	A	R	Y	W	E
X	B	C	T	C	T	N	H	W	U	Q	S	N
S	U	U	O	O	I	N	D	A	Y	E	E	T
S	A	L	N	G	O	I	B	F	T	L	T	T
N	L	E	J	X	N	E	U	T	R	O	N	S
Q	K	U	A	L	I	K	T	G	F	Q	M	C

ATOM
ELEMENT
MOLECULE
CATALYST

SALT
SOLVENT
COMPOUND
SOLUTION

PROTON
NEUTRON
REACTION
ELECTRON

Puzzle #56

```
A Z U R D M A P W D A N R I H M
X C F G R O J Y Q E K M M Y S B
R W T P A F C Q R H N P U U L A
F M H I A Y B U X G I P S Q O F
Z A N A O K T V M B L Z I M J R
S F Q A I N X H Z E P Z C Y B Y
C A O J E Q U W R I N F A S D Z
D N V V V X H M J I P T L T Y E
K T D F J D O P V Z L U A E T S
D A K O C O R O L S Z L B R V W
R S E O W V R O M A N C E Y Y K
A Y F M I Y O Y P W O T X R V R
M P L U R C R U C E W K I M L G
A N I M A T I O N Q W Y C X D E
I L F N D I X P B R T B T W X I
L R X S L G Y M O C O M E D Y X
```

DRAMA	ACTION	COMEDY
HORROR	FANTASY	ROMANCE
MUSICAL	MYSTERY	THRILLER
ANIMATION	ADVENTURE	DOCUMENTARY

Puzzle #57

```
R  Q  X  S  N  T  D  H  T  I  C  K  E  T  M  K
V  G  P  Z  U  W  A  R  R  W  U  G  D  S  B  R
A  A  P  C  R  I  S  K  D  F  T  G  A  J  P  K
C  S  C  R  A  B  B  L  E  T  Z  B  B  D  F  D
S  Y  K  A  G  R  I  C  O  L  A  D  D  T  D  V
P  K  B  Y  W  E  C  Z  F  T  W  X  O  T  G  U
L  O  R  S  M  L  H  A  L  V  S  T  M  E  G  F
E  T  R  C  L  U  E  U  S  E  X  Y  I  G  Z  I
N  B  B  N  Z  U  C  B  L  S  N  L  N  P  K  V
D  U  Q  K  D  B  K  Z  H  M  O  F  I  A  H  K
O  S  E  T  T  L  E  R  S  F  K  N  O  N  F  O
R  O  E  M  S  K  R  A  G  T  M  F  N  D  I  V
R  V  C  S  J  D  S  G  Y  U  W  U  E  E  L  Q
H  I  E  A  Y  J  P  Q  Q  U  C  I  V  M  L  W
E  H  R  R  R  O  I  L  A  O  C  K  L  I  U  H
C  D  W  Q  A  O  U  N  K  M  B  T  W  C  B  V
```

RISK	CLUE	CHESS
TICKET	CHECKERS	SCRABBLE
SETTLERS	PANDEMIC	AGRICOLA
SPLENDOR	DOMINION	CARCASSONNE

Puzzle #58

```
S X M A X E I B U R Z G I F U K
W U P A C C S H S I A E P Q E N
I T G F E A H W Q S B V U T N J
F O S K L M I V I T V Q N U Y Q
D U K T E O P H E M U X H B W W
G T I Y T T T S N K M M F M K Q
Y A I S N V B A U L C I D G G I
N Q N K N T M I A R H Q N R E P
Z H G W X B D L U M F I R G A B
E K A Y A K H I U N L I N T N V
A C P B X T E N H E O I N E O I
W C U V Q N E G K G W Y B G A I
B C R H Z C G R D O C E A N P X
S D X D L Y O N R H C S Z P X L
G Y K W I N D S U R F I N G L N
B K X Q S M R Y I F H B D A N L
```

SHIP   WATER   KAYAK
SCUBA   OCEAN   ROWING
SKIING   SURFING   SAILING
SWIMMING   SNORKELING   WINDSURFING

Puzzle #59

```
E Y S D D O V X G A Q F W
F J P C F O T C E E K N U
W E N C X A V C S B H A G
K O L I U W L E A C R S Z
P A R R O T N C I N K P U
I E Z B B X M R O B A A Q
G Y A M P D T P N N W R H
E C V C P S H E N V E R Y
O M R W O B A N V Z A O F
N K X N I C W G V K G W G
R M T G W C K U D G L E Y
S X O P K N H I Y U E K G
R D F L A M I N G O F R I
```

HAWK	DOVE	EAGLE
PIGEON	FALCON	PARROT
CANARY	SPARROW	PEACOCK
PENGUIN	OSTRICH	FLAMINGO

Puzzle #60

C	D	R	S	H	Q	S	H	D	H	M	P
R	J	R	C	H	P	A	E	J	H	L	D
T	T	J	H	M	M	L	R	H	S	K	U
S	R	O	I	E	Y	A	O	E	S	F	C
U	O	B	C	E	G	M	J	P	O	R	K
C	M	D	K	B	R	I	S	K	E	T	Z
L	C	R	E	P	E	T	Q	H	S	X	D
O	U	T	N	C	V	E	Q	A	B	A	X
T	E	P	Q	X	L	E	F	M	B	E	K
F	D	P	S	A	U	S	A	G	E	U	K
P	E	O	M	U	J	L	O	L	H	Z	R
L	N	V	H	B	A	C	O	N	P	N	B

HAM   BEEF   DUCK
LAMB   PORK   VEAL
BACON   SALAMI   TURKEY
CHICKEN   SAUSAGE   BRISKET

Puzzle #61

```
B S F H U Y X M Y X T U C Q C
H E H M U K C K M O J H B W N
C S C C O U J J A U G O T Q G
H N Y H O Z X E S N D U B W Q
E Y L S E D Z S C V Q X R N G
D Q V J O E I A A E U T I T B
D S C D R W S G R I H Y C F U
A E G A S Z H E P E P K O T A
R I V Z B I T V O E L U T V W
E S S T I L T O N C D L T Q K
S T G Y Y X N P E W B I A L R
W Z K A X U N M J G O U D A N
A I P A R M E S A N M I L K U
M M P G X I C M V Q U T N S M
B P R O V O L O N E A G R L J
```

MILK
CHEESE
RICOTTA
PROVOLONE

GOUDA
YOGURT
STILTON
MASCARPONE

SWISS
CHEDDAR
PARMESAN
MOZZARELLA

Puzzle #62

```
S F P U Z Q X X H G H B P
A C L A M H E N C V E S J
L A T S A R D I N E V J V
M L O Q L C S T K O L L Y
O A N C H O V Y L W E P G
N M C M R S B D Z U C G F
U A R K U R H S B G X M T
I R A L E S M R T Q P A N
T I B T R R S J I E W Y U
P C S O D R E E V M R G N
T Y F C S C A L L O P D R
O N Z L F D H X L P L Z S
J M B B T H S G L H I H Q
```

CLAM CRAB MUSSEL
OYSTER SALMON SHRIMP
ANCHOVY LOBSTER SARDINE
SCALLOP CALAMARI MACKEREL

Puzzle #63

```
H  S  Z  X  A  L  M  O  N  D  O  F  K  U
L  E  J  W  S  G  U  P  X  O  M  M  H  O
R  S  Y  M  R  U  E  R  Q  O  A  O  A  D
Q  A  A  Y  P  O  P  P  Y  K  C  U  Z  G
H  M  P  F  B  Y  N  K  E  I  A  S  E  Y
N  E  X  P  L  F  V  W  K  C  D  K  L  X
S  S  L  J  C  A  S  H  E  W  A  O  N  F
A  L  M  O  N  D  X  P  R  Q  M  N  U  M
B  R  N  X  I  J  W  S  E  I  I  D  T  B
A  I  U  I  M  C  T  K  E  D  A  T  E  V
N  T  T  J  R  H  A  F  Z  E  D  X  Q  H
L  H  O  P  I  I  J  U  W  P  D  Q  L  V
T  P  I  S  T  A  C  H  I  O  X  X  Q  D
E  I  U  G  Z  G  X  Z  P  M  I  R  E  O
```

NUT CHIA PECAN
POPPY ALMOND CASHEW
ALMOND SESAME FLAXSEED
HAZELNUT MACADAMIA PISTACHIO

Puzzle #64

```
J  W  M  T  A  M  E  R  I  C  A  E  W  B
D  T  I  L  W  E  X  S  M  D  N  L  F  R
A  A  X  J  C  C  D  T  P  J  I  R  O  I
W  D  R  Y  E  H  P  Q  K  Z  C  D  X  K
P  N  Z  G  B  S  U  B  A  G  A  E  U  Z
B  S  I  T  E  Q  H  R  A  U  R  P  J  X
J  R  Y  C  N  N  B  N  C  A  A  B  R  O
I  H  K  M  A  B  T  E  X  T  G  C  Y  X
M  W  H  E  H  R  I  I  G  E  U  Y  Z  Z
M  I  Z  X  P  W  A  V  N  M  A  U  J  P
Q  C  H  I  L  E  G  G  P  A  N  A  M  A
F  L  E  C  C  O  A  J  U  L  M  I  X  S
T  D  C  O  L  O  M  B  I  A  B  U  J  N
D  T  N  A  G  B  O  L  I  V  I  A  H  I
```

CHILE
BRAZIL
ECUADOR
NICARAGUA

PANAMA
AMERICA
COLOMBIA
GUATEMALA

MEXICO
BOLIVIA
NICARAGUA
ARGENTINA

Puzzle #65

```
A S M O N G O L I A V I H J Q
Z D D E S C Y H D F Q C O I Z
E L V O E D K I A A E B N U C
R E G B Y D Z J R P L T B W W
B E C Z V D E I X J M B A C B
A A T R P G P N B R N I H P Z
I X N U S L R O X C S G R G I
J A Z G Q E K W B E H G A A F
A X I H L P B Z N M S I I W N
N Z S L D A W O R C R D N E J
U C A M B O D I A V N O J A Y
B H U T A N X E E I Q I I K F
M F G I I X X J S F R J T H X
L J C N E P A L G H S W S N P
U Y Q N B C I A X T C I Q Q S
```

IRAN
CHINA
BAHRAIN
INDONESIA

IRAQ
INDIA
CAMBODIA
AZERBAIJAN

NEPAL
BHUTAN
MONGOLIA
BANGLADESH

Puzzle #66

```
G P U Z N R J D Z Z A D A S J I U W
W A R Y O F A H T F P H R U M H I K
W J Z L L N B S I Q G W N D F Y T
M V W P W C K G U N U E A I K O T I
B X W I S R A A O L R Z T G E Y M
G S E E A S N N E A G M A E O I F Q
G H U M H G P O A N X A C D R P H H
B G N D B C S M T D K N R K X Z U Q
J E W G J U M Q B Y A Y V I T M Y Q
D X L J Y T C Y P R U S W N A C A Z
H J F G B X D O F H D C G G Z I U Z
J N W G I T O Q L F X S R D N O A L
X O J K E U R T Q J E E Q O V G V J
T G Y F L U M Y Z L D Q T M A K T E
Q F R A N C E E G Z Q S F B G T Q R
Q V Z Q S O O B R Q E V V P G H I Z
N X A X G D C N V W T U O J E L F A
X D P H R U O O Q X E J D M R K G V
```

CANADA   FRANCE   CYPRUS
FRANCE   GERMANY   BELGIUM
CROATIA   DENMARK   FINLAND
ESTONIA   BULGARIA   UNITED KINGDOM

Puzzle #67

```
L A I Z W F K E G V Y I H U
R S A M J O T F V S T G A I
Q E R O K C V A E I D B B R
G F C U A A M K U S O K A Y
V W X L G C D C B I W H G S
E I M T A C S C R U M P E T
I A X V B I J S O N N Q L I
L L H T B A R K W A W C D N
L Y K D O U G H N U T U L U
M U F F I N Y U I N I P B B
H G C B J G M C E U X C F U
M J F F H Z J Z H T O A A Y
J M C R O I S S A N T K G K
W Z B C I T Q W G A M E Q M
```

BUN
MUFFIN
CRUMPET
DOUGHNUT

BAGEL
BISCUIT
CUPCAKE
FOCACCIA

ÉCLAIR
BROWNIE
BAGUETTE
CROISSANT

Puzzle #68

```
S E B Z H H S F O W D E N P
N P U N C H A M P A G N E Y
Q Z A T E H C W O A R K S K
R L G K E L I I D D A X P Z
P Z C C J A K O D H V S R L
O J I O Q I S X S E E H E E
Q U X F L G U K I S R M S Q
J T V F I A L H Q L V D S O
P Q R E N I T L X D K X O Z
D V L E M O N A D E Q G T T
H V F R O X Y T G R T Q P U
P C C M X P F T G V Y F X L
K B S F O O H E E I H Q O J
G U Y G R D B L L Z J L C P
```

TEA SODA CIDER
JUICE LATTE PUNCH
COFFEE ESPRESSO LEMONADE
SMOOTHIE CHAMPAGNE MILKSHAKE

Puzzle #69

```
V I P A S S A N A C V A R H H U G M C
E Q O Q F B P K V Z N U Y V R C E T I
S W E I H K J H I B Z I V S B C L Z S
G L F C T R A N S C E N D E N T A L K
F O V H N S W K U G N X S R N K Y S H
J W U J R O M C A U R P R E S E N C E
B R W V K J G F L X C B O N S S N C R
I E H G M M F N I T Y N F I M E K B K
C L X O K D R P Z P X P B T N K Y Z H
I A L R F U M X A G X R Z Y G T E S F
V X E D T L Y J T D W N Q Z I N S T M
E A L M J P Q M I N D F U L N E S S C
C T K K A J W O O Z Q O I V N H P I Q
S I V C D N F T N D E U F L O Z N M Y
H O H G H J T U S M Q S L J O O B M R
U N A H B A Y R B N W I L O L F Y G C
O B Q G G O K C A V T G S O W Y L A G
G O T M L A U R T S Z L G L L P U H M
X S M R P G T L A N Z W N V J G E I D
```

ZEN
SERENITY
STILLNESS
TRANQUILITY

MANTRA
PRESENCE
RELAXATION
VISUALIZATION

CHAKRA
VIPASSANA
MINDFULNESS
TRANSCENDENTAL

Puzzle #70

R	H	A	R	I	Y	D	F	T	M	N	N	Y	C	Y	A	A	M
W	I	F	O	W	P	W	L	M	H	S	D	O	G	Y	C	H	U
E	R	C	V	B	A	L	A	N	C	E	V	C	U	Q	S	X	D
L	L	E	O	M	K	J	F	R	A	R	R	S	A	F	Q	B	R
M	G	Q	P	N	U	M	L	J	J	E	A	A	H	X	X	U	A
H	K	Y	U	M	S	K	E	Y	K	N	F	Z	P	Y	F	Q	R
I	O	U	Y	D	E	C	X	S	Q	I	T	K	V	Y	V	W	W
P	J	S	N	M	E	D	I	T	A	T	I	O	N	X	A	A	L
K	F	T	N	D	H	Y	B	O	V	Y	P	C	I	Q	Z	M	B
T	O	R	U	F	A	L	I	G	U	N	R	X	X	P	C	O	I
Y	O	R	K	Q	E	L	L	Z	H	S	A	R	B	K	G	R	Z
F	C	N	A	X	J	O	I	B	B	B	N	B	C	U	N	Q
C	L	H	Z	Z	W	Q	T	N	I	C	A	E	L	F	A	I	H
F	F	Q	C	M	L	O	Y	U	I	T	Y	U	S	P	P	N	N
M	L	E	X	J	Z	Q	U	U	B	U	A	O	N	S	V	G	S
A	O	P	S	R	I	E	Y	B	X	F	M	H	G	N	A	O	B
J	W	L	E	L	S	I	R	K	P	F	A	F	K	A	R	Q	T
Q	O	X	K	B	R	E	F	C	H	G	C	Y	Q	E	G	N	E

YOGA
THERAPY
SERENITY
MEDITATION

FLOW
MORNING
PRANAYAMA
FLEXIBILITY

MUDRA
BALANCE
KUNDALINI
CONSCIOUSNESS

Puzzle #71

```
Y Y V A W F U U Q F R G J J O
E X U R M X X G P E D Q A F M
X B X A V H E O A N U R G I A
Y K Y E F S H Z Q X A N B N S
N J F S V S G E C D I B G B O
B R F I K Y U G V B N I F M N
W Z K R S C L W M M S M L V R
O J O A Q A N U N E U V O Z Y
F W P B L R L Q D Z L C O M Y
I T M K D P T R B M A O R X Z
P A I N T E R I O R T H I H W
Y G E R E N O V A T I O N U K
E S C O N T R A C T O R G N W
O U P S J R T I L I N G U Q T
Q H O O X Y Z N E M U U T K N
```

PAINT
MASONRY
PLUMBING
CONTRACTOR

TILING
INTERIOR
WORKSHOP
INSULATION

DESIGN
FLOORING
CARPENTRY
RENOVATION

Puzzle #72

```
W O M D T T V P S L G H A L O
O T F F L S E P R O F I L E A
G X R U V Q O E O Y T J G C J
R Y H E Y B A X X E E T O V Q
D E M I N F L U E N C E R T V
G F A J B D N O F B F H I T I
L W L C W L I L G J M R T S S
A P K E R C O N T E N T H E U
U P O R B I K S G L N M M T H
U C U S T K D Q T E A T E N K
G U I H T V P L M O S R M R X
V K F A J U U M I Z R Y E U D
S T T R G D O E B K Q Y B K G
M X F E S C F B V N E A Z D Q
W R L J F I N T S N X I T Q A
```

BLOG
POST
CONTENT
TRENDING

LIKE
SHARE
COMMENT
ALGORITHM

MEME
STORY
PROFILE
INFLUENCER

Puzzle #73

```
R E K L T C H P T Z G B C A S
B E C E G F T M S M D B F G I
T N S P P A U E S J Z B Y P Q
P G M I M V F I C O Q S W I V
J A E E L E M P A T H Y D M L
P G S O A I C H V D R K O L C
U E A F T N E T O N V X Z Y W
H M V P L K I N D N E S S M T
P E O M S O T N C I G A D B O
K N R O Q O U S G E V C A Y J
L T I D D P U R P O S E P K C
M T N X G R A T I T U D E L L
Z I G K C O M P A S S I O N Z
J L U S T R E N G T H L Y K V
R D W D N H B L A V F T I Q O
```

EMPATHY   MEANING   PURPOSE
OPTIMISM   KINDNESS   FLOURISH
STRENGTH   SAVORING   GRATITUDE
RESILIENCE   COMPASSION   ENGAGEMENT

Puzzle #74

```
A R Y P L S L N R M S X E C F M U
Y F C R N O W W E E A D M Y B R S
G M R A I A L Q I Z A S B T X X O
L O Y U C A C H K Z C J S C F P N
K F S Z R R C U I O A E I A D M E
Z V T S W O E S P G K T O A G W H
L Z A Y T M O F G U C I D W D E V
H P L I R A S Q L A N E S S I U D
W X S I Y T T H R E V C N K R D M
C P N I Q H E P E R X S T E U Q D
V V Z O C E O R U E D O N U R K J
D J H A W R P Y E J A P L V R G J
Y M U I I A A Y H K V A C O Z E Y
X P E H Y P T P D M H J A T G C C
I B C W L Y H O M E O P A T H Y V
T D T R Z Q Y N D X V E D V F Q R
E V O U S C H E R B A L I S M R K
```

REIKI
AYURVEDA
HOMEOPATHY
REFLEXOLOGY

ENERGY
CRYSTALS
OSTEOPATHY
CHIROPRACTIC

MASSAGE
HERBALISM
ACUPUNCTURE
AROMATHERAPY

Puzzle #75

```
H K C C X Y E T E T E A K A L G J
G H R H S N U Z K T F O O N Y Z F
C G A I U F V C N V V Q B H O Y G
U H M C H E M A C W O K U U S T D
X D E K R B P B F A U M H H A F P
N I N E G O C I N R K H T L R D B
Z X P N S M A H Z R P E N K R E F
U H Q E U E U S J Z C V R Z Y G Q
C T X J S L B I R Y A N I B A N D
L M Q Y H E O U C W K E K N O E C
I D W Y I T C B R U M R L Z O J E
K M I X I T S Y S G P Q Y K M J R
O C Z R M E A G U T E N C U D J W
K X N H A G U C M U E R W L Z U C
Z M P P A J L M O M J R Z A Q D Y
P H M X D I C P A S T A I C V A Z
R X W M F L Z S T E A K T V G X L
```

CAKE   PIZZA   SUSHI
TACOS   PASTA   STEAK
RAMEN   LOBSTER   CHICKEN
BIRYANI   OMELETTE   CHEESEBURGER

Puzzle #76

```
M I C E R Z R D H M I F K H G
M C P A S J E J O R D K K J U
P U G S T F J K D U O A A A K
R H L E I S U R E X A Y F P X
J C I O U Y V S W K C K C V I
H U I D L M E Y H E A E E T N
Q S C K P K N K D O K S U H R
C O A G Z A A U X O G L N A L
N O L R E S T Z W D R R K R K
F T M D V I E I U M S U U M M
C H I F T A S B E V Z F Y O L
S I A A O U N R Q N G Y Z N F
S N R P D R W X J M C E E Y X
R G K X L C T P E A C E X J S
Y E X I W Q B D I F K M H G F
```

EASE   CALM   REST
PEACE   QUIET   HARMONY
LEISURE   COMFORT   SOOTHING
PATIENCE   GRATITUDE   REJUVENATE

Puzzle #77

```
M E A Q O C N O A Q L P U Y B
E T U G J A B A Z P K A D J G
Z K I A K P F M R Z W Z G Z D
S B C K J Y A V T W L E K J T
Z N O V T B U Q N Z H N M I Y
L U W G S A M B S D E A C E E
Q M R O U R R T U P R E L Y G
A B J K J A O D Q A N G L N D
U A E A G Q K Y I N G E E O E
L T A P I R C C E G O H C R X
S R S I S V K F K O R B H X Z
Z Q J A X O L O T L G A I Y K
L W W D U G O N G I M Y D Z A
J Y L F F K A S O N U P N E W
Q H W N Y F Q N S V Y L A S Z
```

TAPIR   OKAPI   QUOKKA
FENNEC   NUMBAT   DUGONG
NARWHAL   AXOLOTL   ECHIDNA
PANGOLIN   CAPYBARA   TARDIGRADE

Puzzle #78

```
W A L R W J U B I L A N T A R
M P E N S I V E D Y M Y N E I
Z E Q N E B S O J I B J E N U
N D L S R X V T A Y I X U N B
F O B A E Y J N F O V Q R U R
I F G N N S R U P U A O A I K
N Y A G I C O M A G L T M I G
C G G U T C H I S R E P U F G
H Q T I Y W R O O E N M T D B
Q T E N R O V F L F T X G J S
U T J E H T A V V Y F X Q G S
F U S P N G F P X C I T E W X
E X U B E R A N T V D F K R B
W E O N O S T A L G I C J Y O
G M D W G M E K X Z S B W H M
```

ENNUI
FORLORN
JUBILANT
NOSTALGIC

WISTFUL
EUPHORIA
SANGUINE
MELANCHOLY

PENSIVE
SERENITY
EXUBERANT
AMBIVALENT

Puzzle #79

```
J I P M A U V E H D A H C E A
E C L K Z E T N U A X A C Y Z
V H K D C L A V R E Y E O H Y
I A R O N E U M L V U R H V J
S R N E L P W K A I E O K I B
F T K U Y C N I G R A A K I K
V R R R X I B Y H I A Z W J J
A E E C W F B C S D K N U V M
C U R I Q K O H Y I T J T R I
T S R M F B C T U A L C J H E
J E W D I U E E O N W X U R V
P I Y X F L E P N H X Y P R J
P K U I N D I G O U S V O X Q
J S E S Q S W O C O B A L T U
L F K R Y W C V N Z L A B Y A
```

MAUVE AZURE OCHRE
INDIGO COBALT FUCHSIA
CERULEAN AMARANTH VIRIDIAN
VERMILION CHARTREUSE PERIWINKLE

Puzzle #80

```
N J M V Z T Y M O D S F U D
I P E T R I C H O R R B Y M
M V T B H L Y Q X O G L N S
B O J I L G C B W U V I V J
U J N A J G L R F G G Z A Z
S I U S T C O I T H M Z R A
O Q O S O J N S C T E A F L
S D L P S O E A U R O R A Z
D T C V H P N K Y N D D C O
I R A J M Z E P H Y R O X O
B Q W E X W S I R O C C O N
R N T K H D C Q A Y Q H X U
Y H U M I S T R A L P S C K
Y M I T F H C M P R Y H I M
```

SQUALL ZEPHYR AURORA
NIMBUS CYCLONE TEMPEST
MISTRAL MONSOON DROUGHT
SIROCCO BLIZZARD PETRICHOR

Puzzle #81

```
J G E M I T F D X E Z B N B L
T K Z K L E W V V J Q Q S P I
Y C O L O N N A D E P S G C Q
U S X Y W Z T U R R E T C O D
W V J B S V V B I R D N T R U
G H F G A L Q D T J I Y X N T
B U F B A L I T D O M C M I B
Z C R R C D U X Z U E P C C B
G O R V I B L S P A N D R E L
Q N Z P D E D T T W T U A N X
J D M Z D P Z P O R T I C O A
K D P A R A P E T T A Q F E U
Y J C V D C U P O L A D V R N
H A Q L V E Z Q E W O H E O I
F K K U V S X D Z X F G N M Y
```

CUPOLA TURRET FACADE
FRIEZE PORTICO PARAPET
CORNICE BUTTRESS SPANDREL
PEDIMENT COLONNADE BALUSTRADE

Puzzle #82

```
F O B R V T N I Z O U I L M Q
E V M F I Q R O U M W V V P A
R F N R B Z V E C S O J X E Q
Z A O T R C H E M T S D H D U
Y H L R A M C R A O U M U N E
A L U F T N R G H A L R I E D
X B W C O I E A S R D O N Q C
J Y S K A L S I R I K X E E S
X E N V G D C S T A C C A T O
W C J A S A E I I B U K V R C
E J S A X E N N H M H L G V A
Y Y K A B E D L Z Q O E V A E
V I P I C C O L O A L V O O U
P F E A R F K X Y L J Q E P X
J M E S O N A T A Y U N M P N
```

ARIA
ALLEGRO
PICCOLO
NOCTURNE

LEGATO
VIBRATO
CADENZA
CRESCENDO

SONATA
TREMOLO
STACCATO
FORTISSIMO

Puzzle #83

```
Y F J L G I A W S Z Q X N O P V
S T K Q L W O A H P I J U U L O
X O E S Y C P L H W I R K A N U
M U J K L M H G O E F N C X K R
O R A Q U A M A R I N E E O D M
R M O L K L O C L O E P H L N F
G A I E H R A D M C P P S Q L D
A L E X A N D R I T E A L S P T
N I S F K U N Z I T E D L T N D
I N A L U G Z E I M W P O L V Y
T E S E Z M T N K R A D C N J D
E G G E Y I A G I L I R O Y Y T
I V I Q Z Z R A W R D H A Y F M
V X P H N M D T E B F Z Y Y W G
P O E A X N Q P T E T A V I Y J
H I T X T W H S S T J N G B T E
```

OPAL
LARIMAR
TANZANITE
AQUAMARINE

ZIRCON
PERIDOT
MORGANITE
CHALCEDONY

SPINEL
KUNZITE
TOURMALINE
ALEXANDRITE

Puzzle #84

```
B J G O L B O C T Y Y Z A T V
S W J G X V N O H A H D M N Y
K A E M W I S T E R I A A Q E
H I N D L S P V L W Z E R M J
G J H Q E U A I I A I F A J T
O A P E J L P N C U N B N N B
Q S R S A R P I O L N S T J Q
H M O D A T I H N V I O H E Z
B I T G E M H M I E A P F O C
I N E Z Q N K E A N E E M U J
B E A X J O I W R N I D M B Z
F V E R B E N A C E D U U F L
F P I W S D L S N B V I M P M
Y E K P G J B M V W A R F X W
F W T S S R V Y G R I L C V V
```

NEEM   ZINNIA   PROTEA
LUPINE   JASMINE   HEATHER
VERBENA   WISTERIA   AMARANTH
GARDENIA   HELICONIA   DELPHINIUM

Puzzle #85

```
W  B  S  R  N  A  K  C  G  E  B  P  B
G  E  N  O  M  E  V  A  U  T  Q  V  Z
L  R  E  Q  U  A  N  T  U  M  K  A  V
G  E  N  Q  Q  N  M  A  I  X  H  E  T
Z  N  T  K  H  U  T  L  D  Y  E  Y  Y
L  Z  R  N  M  C  Z  Y  X  P  J  F  W
O  Y  O  P  T  L  P  S  O  H  Z  I  V
L  M  P  E  L  E  C  T  R  O  N  N  Z
T  E  Y  F  U  U  O  S  R  T  L  M  W
V  E  Q  U  A  S  A  R  A  O  F  N  C
P  T  L  G  I  H  W  P  T  N  X  N  J
C  A  J  N  E  U  T  R  O  N  N  G  N
U  P  R  O  T  O  N  P  Y  U  H  E  S
```

QUASAR	PHOTON	ENZYME
PROTON	GENOME	ENTROPY
QUANTUM	ISOTOPE	NEUTRON
NUCLEUS	ELECTRON	CATALYST

Puzzle #86

```
B B O O O X X Y U B C E K J O W O
M X P L S T W N A B A T A E A N J
A G K D D P A P G K D R K P P Z Z
W O C Z M N N A S W C U W H V D P
X C D A S S Y R I A N S J O S F L
A H U X R J E T Y M E C U E R U C
R B X W Y T D H M U G A C N Q N S
C Z S J R O H I M I T N L I S M I
Q R F U N E C A R I N D E C Q J T
L X K H M E R N G D H O F I H Q X
R S X L T E E C M I P L A A E O R
O A F Z F P R X A E N R V N O B L
Z Z A V I R S I Y M R I F T E C X
Q N L V O M O S A G F Q A L R B Z
Y S W S D Y M I N N W P I N C A N
W S X C S R E W M M R N J B L C K
A G A M H J Z U A U N B D R R D T
```

KHMER AZTEC MAYAN
INCAN MINOAN SUMERIAN
ETRUSCAN ASSYRIAN PARTHIAN
NABATAEAN PHOENICIAN CARTHAGINIAN

Puzzle #87

```
M I Z U E T L M L M C C C
A B Y S S R B O U V B E B
K S E C R E W Z Z E P L Z
T O X N R N B K A D L V E
I P C Y A C T S U N A M I
F S G E R H U Y K L N T U
O H C I L M Q R Q A K B N
C O K E S E C E R R T O S
F A D Z C D O E R E O K G
R L Q M J K J F A G N A Z
K B O L U V E Z A O I T X
R D U O E P Z L A D H Q G
M G Q Z D S Z R P S K B T
```

REEF	KELP	GYRE
OCEAN	SHOAL	ABYSS
FLOOD	LAGOON	TRENCH
CURRENT	TSUNAMI	PLANKTON

Puzzle #88

E	I	X	C	H	U	H	M	X	E	J	R	D	H	Z	J	U
H	V	K	A	Y	L	P	Y	O	K	P	I	Z	X	U	N	T
M	O	N	O	M	A	T	O	P	O	E	I	A	E	S	Z	Z
A	E	A	H	C	A	X	K	H	E	X	O	T	P	Z	F	I
P	E	P	D	C	Q	J	R	P	U	R	V	L	H	O	Y	A
A	J	C	I	S	D	S	T	O	M	U	B	C	F	E	X	G
R	S	A	L	P	M	A	B	T	A	J	S	O	I	G	T	X
A	V	Y	Q	G	H	Z	S	A	O	L	O	Y	L	F	C	G
D	U	U	L	I	F	A	U	V	B	D	L	X	R	E	S	J
O	R	S	E	R	U	L	N	X	X	Y	I	E	K	P	N	S
X	K	O	K	O	A	E	A	Y	O	A	L	R	G	O	L	P
E	Z	N	P	N	M	E	T	A	P	H	O	R	I	O	Y	R
L	N	N	D	Y	E	O	D	L	B	I	Q	S	P	L	R	Z
W	I	E	E	M	H	Q	C	U	R	W	U	H	R	R	B	Y
R	U	T	Z	S	G	W	L	A	U	L	Y	M	B	Z	D	A
T	J	E	A	Z	Z	W	E	M	L	Q	W	J	M	E	G	A
M	D	O	Q	U	A	T	R	A	I	N	L	F	A	F	E	P

IRONY   SONNET   PARADOX
EPITHET   METAPHOR   ALLEGORY
ALLUSION   QUATRAIN   EPIPHANY
HYPERBOLE   SOLILOQUY   ONOMATOPOEIA

Puzzle #89

```
H A I O E E C F P Z E R E S C E H I
R B T F F Y P A A I L F O X I U H B
I Z L K C S J U N Q D D U C R S Q J
P N M X L U O V U B B Q M Q O V N U
B Q S M R R I I S A B S T R A C T N
H M V H P R M S D X I Q W Z G H O B
S Z A E S E P M I N X P N Z S T Q I
X D Q K E A R F O T Q X Y L Q M F G
B G S W D L E I M D Q Z M B O C K V
L K S H L I S O P Y E Y Z B T X D C
I P R V Y S S P U A B R U C Z H A U
J H W I E M I X Q K N A N H P R D B
U R G R Q P O I N T I L L I S M A I
A W P F A P N V B D W S J W S J I S
T X U T H K I L G B S C I K J M S M
E M K A K Q S W P C F A R G F S M M
Z Z M G V K M I N I M A L I S M G M
C G L F Z X B A R O Q U E S N H C D
```

ROCOCO
DADAISM
MODERNISM
POINTILLISM

CUBISM
FAUVISM
SURREALISM
IMPRESSIONISM

BAROQUE
ABSTRACT
MINIMALISM
EXPRESSIONISM

Puzzle #90

```
Q N C Q Q T H P R V C L D
B M B E B A Y E X Z O A X
C A E R N K D G G V Y N I
Z E S K L T R A T D I L F
T S R I K J A S R H Y U M
P F C P L R A U P X U N N
C C S H S I A S R X Y I U
C W A O I T S K L A F C A
N G C E O M U K E F K O J
Z Z G N I A E V I N V R J
J M I I D X D R A G O N R
X M X X C C G V A I D T P
X Y C M H X F U B Y P T A
```

HYDRA　　　　KRAKEN　　　　SPHINX
DRAGON　　　PHOENIX　　　CHIMERA
GRIFFIN　　　PEGASUS　　　CENTAUR
UNICORN　　　BASILISK　　　MINOTAUR

Puzzle #91

N	S	T	S	S	U	I	V	C	P	W	E	E	G
E	S	C	T	U	H	P	R	P	T	V	I	R	B
B	Q	V	Y	P	I	X	N	S	K	H	A	D	Z
U	C	U	U	E	B	W	A	K	T	Z	I	K	Y
L	O	V	I	R	Z	A	V	I	M	O	M	F	R
A	M	B	J	N	E	B	N	M	R	R	E	Q	F
A	E	M	O	O	O	E	I	E	E	G	T	D	J
R	T	U	U	V	Z	X	T	E	F	A	E	B	C
Z	H	I	P	A	T	S	S	K	Q	L	O	O	U
C	O	R	O	N	A	P	U	L	S	A	R	E	R
N	U	I	R	E	I	J	J	X	P	X	U	W	X
C	C	S	O	L	S	T	I	C	E	Y	N	M	G
C	D	U	C	H	M	Y	W	Y	K	L	P	B	W
J	Y	E	Q	D	L	H	E	J	M	R	X	A	M

COMET   NEBULA   PULSAR
GALAXY   CORONA   ZENITH
METEOR   ECLIPSE   EQUINOX
ASTEROID   SOLSTICE   SUPERNOVA

Puzzle #92

```
A Q D T M H E X G R C L N
C S W I N G J H F H I H Z
W Z A F O X T R O T H H M
G X S L O G S A M B A A A
Z E Z A S B B C N T U H C
Q H F M L A A K L G V Z C
R D F E E T C L K O O Z Q
S D V N Y R F N L P K F O
X I A C K N E Z M E A R P
J Q M O Q T W N W A T S W
Z I W A L T Z H G X M C R
R H R N R W Q I R U M B A
O U B X R C W U L K E J O
```

JIVE	WALTZ	TANGO
SAMBA	SALSA	RUMBA
MAMBO	SWING	BALLET
FOXTROT	FLAMENCO	MERENGUE

Puzzle #93

```
L J R O K D Y I F Z N D E T L J Q K B
E X R U C T G U A T G E F X Q O W C W
D X S A S P R A G M A T I S M O B V T
H L I V B O U K Y M N E C Z W T K N K
J Y H S M C L Q C U X R L A K D E N V
P W O V T E P I S T E M O L O G Y I N
K Y Z M M E T S P J B I M D D K P L K
V D R O Y L N A S S V N M V U O A X D
M R U F T E E T P D I I L J A C M Y K
B L E Y E F K O I H Q S T M L S X D N
Z F B L A F K O K A Y M M A I K G J G
O E Q Q A V A Y D P L S S C S E K G L
F V I I N T B P K E T I I S M P Y Q V
Q I I N I H I L I S M R S C T T Z N B
U C K T K Y N V P O I D I M S I Z G M
B Z E H Q K O Q I P H D N G N C J E P
B F G M Z P S M M S N Z S X D I Q B X
B I I F T J K E J V M U X T S S C D F
S R I O B H S T O I C I S M O M Z H Z
```

DUALISM
SOLIPSISM
RELATIVISM
DETERMINISM

NIHILISM
EMPIRICISM
SKEPTICISM
EPISTEMOLOGY

STOICISM
PRAGMATISM
METAPHYSICS
EXISTENTIALISM

Puzzle #94

```
V A L L E Y C B A E K M U L B X
V R E C A G B T V L T K J B N P
K C Y I L Z R V L P C I V P M D
U H T M J E C T L Z U M N C L M
I I Y G I I O A S I S K M C F C
P P S C B S V P I K K G M X T F
W E A I L T N S T C W I X B U V
A L N V K H U B Z N N K L B N N
G A S I G M A N O S W Y X Z D S
K G I A N U F Y V T V D O U R T
W O B U V S N W T D H Y H E A L
P L A T E A U H Q T S H B T G T
X X F P C N N L I W N K L D I E
Z D C M S W O N A U M E S A J D
R Y E R U T E V A B D C B J Z K
R H I G K J M T V Q O A K K N I
```

MESA DELTA OASIS
CANYON TUNDRA VALLEY
ISTHMUS PLATEAU GLACIER
SAVANNA PENINSULA ARCHIPELAGO

Puzzle #95

```
G S S P G I J O W W J T B C F
A N G Y M E M O R Y R T E G I
U N L S Y N A P S E R N H D P
U C X V G S N E U R O N A M N
G Q M I X I J R H L Y M V O X
C U N E E N F C A J U P I O I
O Y L M M T K E L A A T O A B
P A F P Q O Y P R J I F R W N
G U I A G D T T U N P X T U L
G I X T A L L I G Y S Q C F S
Q G Y H Z F P O O Q Y E F X V
U A Z Y F E C N W N C W K D L
O Y K W Z I N S I G H T X E A
E S S D V F D V F S E E R D Q
Q Z L H B W J Y R F N N A T K
```

MEMORY NEURON PSYCHE
TRAUMA EMOTION SYNAPSE
EMPATHY ANXIETY INSIGHT
BEHAVIOR COGNITION PERCEPTION

Puzzle #96

```
W T Z H E H I X X I M J Q I V
D U X E T V N A C R V J Q M X
S H T B N T T Y E T I D V P I
L T X R O C E V R A M B J F V
M V R O H P R O T O C O L X O
I R O W K E F Y Y H R L P J E
X N U S S N A W P F A H V S A
C H T E M D C N R T L D A H N
D T E R G Y E V U C I B B C Q
F I R E W A L L T H A O H T Z
A R B A N D W I D T H A N N F
J K V I D Z C C A C H E E Z B
T A F Z B V E D C R O A U V F
A L G O R I T H M U M L I A K
N F D N E T W O R K Y C W Y H
```

CACHE	SERVER	ROUTER
BROWSER	NETWORK	DATABASE
PROTOCOL	FIREWALL	ALGORITHM
INTERFACE	BANDWIDTH	ENCRYPTION

Puzzle #97

```
J D K H X L Q N E R D Z P
R B S Z I J I E T G E H O
J V I A D S H J G M C E P
B E W H I S K L Y A H Y M
V A H Z I S L B O R G W S
F B C N B F G P A I M R I
Q T R A J U L I E N N E M
P A C A C A L A Z A H D M
G H Q V I T U A M T S U E
F F S R J S H I V E T C R
B R O W N I E K Y S R E U
D X D W S A U T E A S V Q
O T J Q N P K Z F B W X O
```

ZEST
SAUTE
REDUCE
GARNISH

FLAME
WHISK
SIMMER
JULIENNE

POACH
BRAISE
BROWNIE
MARINATE

Puzzle #98

```
Z H H E S N H N I A I B V Z
O Q S Y N D R O M E E I A H
L V P P E J V I R U S M C Q
Q G Q A J Q L E W M T M C H
D S U T T C J N W P O U I D
R I G H Q C O J U F H N N N
E H A O O R I U Y K N I E L
C X E G U Y V S Y G C T D Y
E T E E N X P E N Z Y M E
P D N N U O D Z O Y T X F U
T N E A I X S L E R B G O V
O H Q B C M Z I U Q H K B H
R M O T P Q H R S V N C O D
Z E S C A N A T O M Y O A L
```

VIRUS BIOPSY ENZYME
NEURON ANATOMY HORMONE
VACCINE IMMUNITY PATHOGEN
RECEPTOR SYNDROME DIAGNOSIS

Puzzle #99

E	H	G	F	D	B	R	G	S	F	O	M	K	Q	E
A	M	C	Y	X	Y	R	W	R	U	W	W	X	L	W
F	D	B	Z	N	B	U	O	Q	G	P	W	X	V	K
V	S	P	R	P	I	C	A	C	F	Y	T	G	S	Q
T	Z	H	K	O	Y	H	N	K	A	I	P	A	D	X
F	T	E	F	J	I	E	T	D	Q	D	M	I	I	Z
N	I	M	D	U	V	D	A	X	X	A	E	W	W	C
V	V	L	R	A	X	I	E	Z	D	E	M	B	A	U
S	X	I	I	I	Q	T	C	R	E	X	U	G	Z	P
Y	H	N	L	G	C	G	A	O	Y	G	C	A	T	H
P	L	E	A	T	R	U	G	H	U	A	O	T	F	P
V	O	I	L	E	Q	E	B	W	E	T	J	H	X	N
Z	Z	E	X	C	G	S	E	P	Z	A	U	E	K	C
N	J	X	A	P	C	Z	F	I	U	Q	O	R	Q	K
C	N	J	M	N	T	A	P	P	L	I	Q	U	E	H

PLEAT   RUCHE   VOILE
DAMASK   GATHER   BROCADE
COUTURE   HEMLINE   APPLIQUE
FILIGREE   JACQUARD   EMBROIDERY

Puzzle #100

```
H A O M E N S E M B L E K K D
P C Y P A N T O M I M E Z W E
G R O V H S A E L A K F I P D
W O O M V Y Q R H I P T G D A
U M R L M E S U R R L X E O K
D I A L O G U E E A Y O Y B X
Q D I D N G F Q P R T A Q G K
X F M B O Q U L E W A O Z U N
Q M P W L I J E R D Q D R M Y
E X R U O U V B T M K D E H P
V N O S G E S M O R R K F H D
O Z V A U D E V I L L E L H L
Z T I A E O V E R T U R E H X
W U S D F N L N E B L A B M I
O L E U J Z E F R S C K J S P
```

PROLOGUE DIALOGUE ENSEMBLE
NARRATOR OVERTURE MONOLOGUE
IMPROVISE PANTOMIME SOLILOQUY
MASQUERADE REPERTOIRE VAUDEVILLE

SOLUTIONS

Solution #1

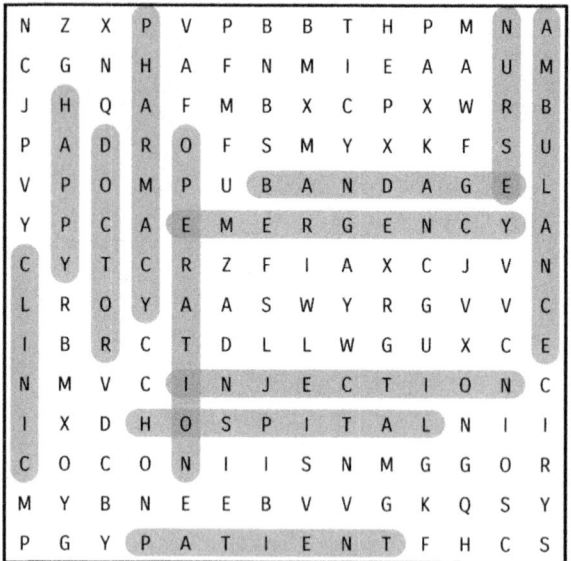

HAPPY   NURSE   CLINIC
DOCTOR   BANDAGE PATIENT
HOSPITAL PHARMACY AMBULANCE
EMERGENCY INJECTION OPERATION

Solution #2

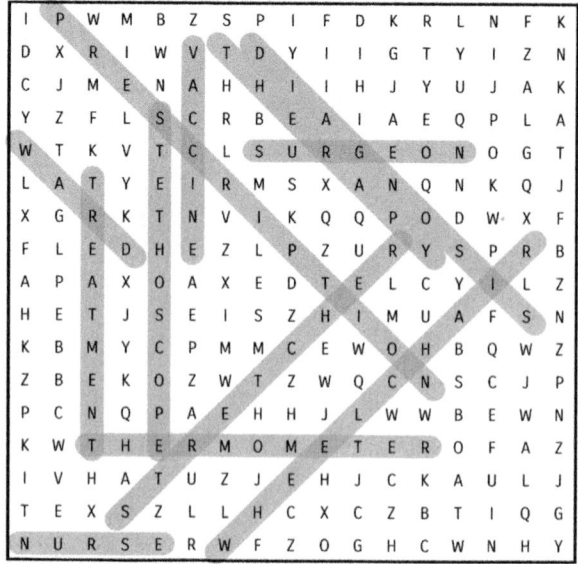

WARD   NURSE   SURGEON
THERAPY   VACCINE   DIAGNOSIS
TREATMENT STRETCHER WHEELCHAIR
STETHOSCOPE THERMOMETER PRESCRIPTION

Solution #3

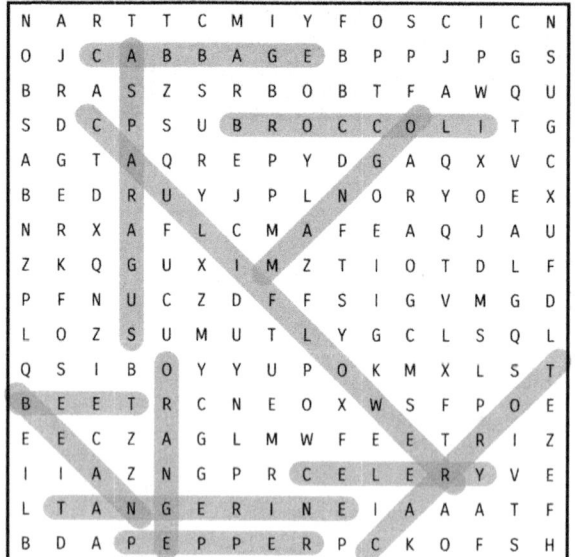

BEAN   BEET   MANGO
ORANGE   PEPPER   CARROT
CELERY   CABBAGE   BROCCOLI
TANGERINE ASPARAGUS CAULIFLOWER

Solution #4

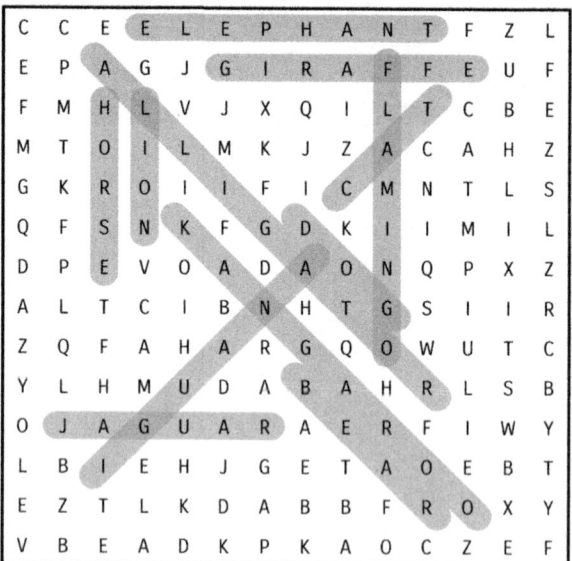

CAT   DOG   BEAR
LION   HORSE   IGUANA
JAGUAR   GIRAFFE   ELEPHANT
FLAMINGO KANGAROO ALLIGATOR

Solution #5

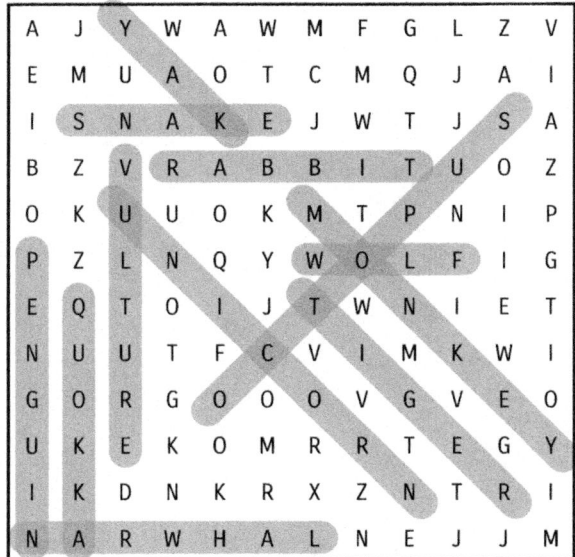

YAK WOLF SNAKE
TIGER MONKEY QUOKKA
RABBIT NARWHAL OCTOPUS
PENGUIN UNICORN VULTURE

Solution #6

MINT SAGE TULSI
THYME PEARL CHILI
CHIVES OREGANO PARSLEY
CILANTRO ROSEMARY CINNAMON

Solution #7

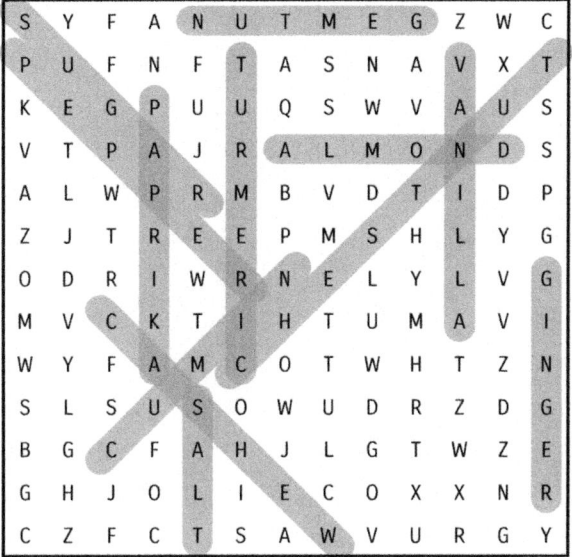

SALT CUMIN SUGAR
GINGER NUTMEG PEPPER
ALMOND CASHEW PAPRIKA
VANILLA TURMERIC CHESTNUT

Solution #8

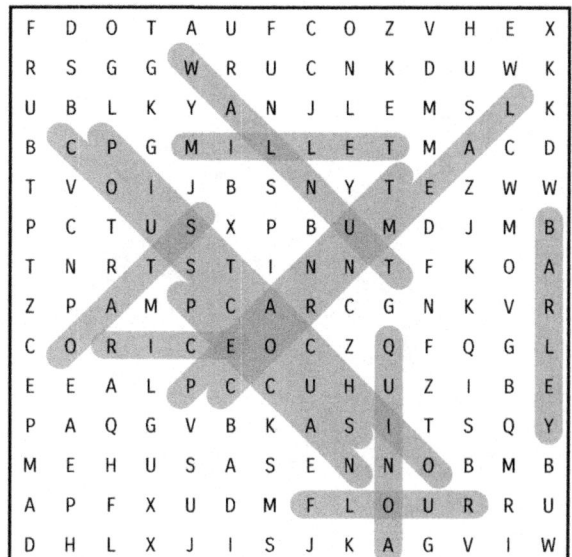

OATS RICE PECAN
FLOUR PEANUT WALNUT
BARLEY MILLET QUINOA
CORNMEAL COUSCOUS PISTACHIO

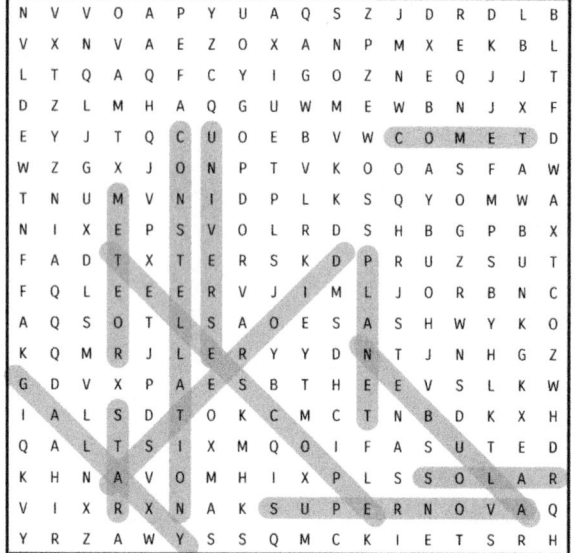

Solution #13

E	G	Z	U	E	B	L	B	X	V	D	C	U
D	G	I	N	Y	V	U	S	K	E	W	F	N
N	N	G	Y	I	Z	B	T	Y	E	Q	H	S
R	C	M	S	O	R	B	E	T	F	W	T	Y
K	F	D	W	W	G	L	L	Y	M	D	V	P
K	E	A	A	I	R	U	H	E	W	O	S	K
F	U	V	F	A	N	Y	R	J	O	J	M	F
B	T	U	B	K	E	E	C	T	O	F	U	H
E	U	N	X	K	E	Q	I	M	E	M	J	D
Q	R	H	S	B	L	X	D	P	F	V	M	P
O	E	I	C	E	C	R	E	A	M	I	K	Y
A	H	E	B	J	O	J	R	A	K	S	B	C
W	W	D	M	L	E	G	E	L	A	T	O	D

EGG GIN TOFU
BEER WINE CIDER
YOGURT GELATO SORBET
BARLEY WHISKEY ICE CREAM

Solution #14

IVY BARK DEER
FERN LEAF ACORN
GROVE KOALA CANOPY
JUNGLE HABITAT EVERGREEN

Solution #15

OAK PINE RAIN
TREE VINE WOLF
QUAIL SAPLING SQUIRREL
WOODLAND UNDERBRUSH WILDERNESS

Solution #16

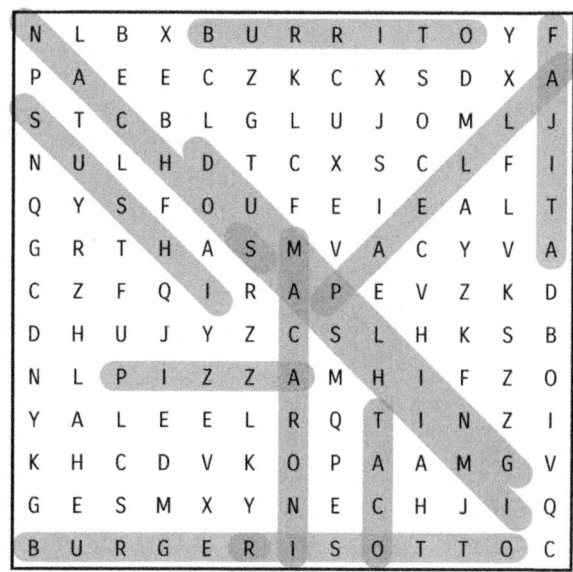

TACO SUSHI PIZZA
PAELLA NACHOS BURGER
FAJITA RISOTTO SASHIMI
BURRITO DUMPLING MACARONI

Solution #17

STEW　　SOUP　　CHILI
GUMBO　KEBAB　SALAD
CREPE　STIR FRY　BARBECUE
OMELETTE　MILKSHAKE　CASSEROLE

Solution #18

BED　　FAN　　DESK
LAMP　OVEN　FRIDGE
KETTLE　CABINET　CURTAIN
DRESSER　ARMCHAIR　MICROWAVE

Solution #19

RUG　　SOFA　　SINK
SHELF　TABLE　PILLOW
VACUUM　FAUCET　TOASTER
WARDROBE　MATTRESS　DISHWASHER

Solution #20

KITE　　IGLOO　　BAKERY
GARAGE　JIGSAW　AIRPLANE
DINOSAUR　ELEVATOR　FESTIVAL
CALCULATOR　HELICOPTER　LIGHTHOUSE

Solution #21

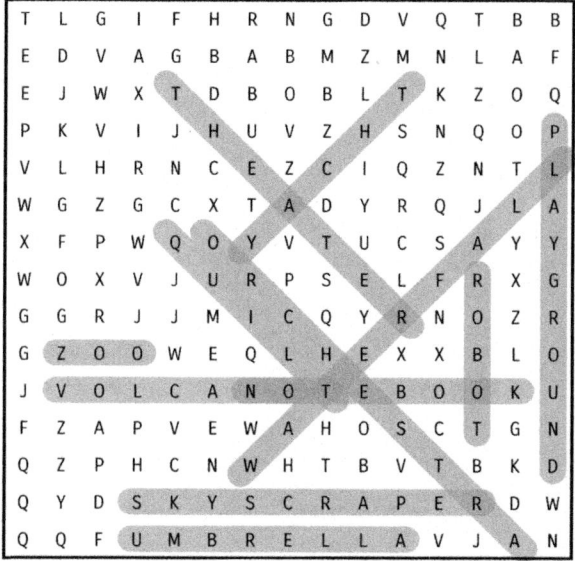

ZOO QUILT ROBOT
YACHT THEATER VOLCANO
NOTEBOOK UMBRELLA ORCHESTRA
WATERFALL PLAYGROUND SKYSCRAPER

Solution #22

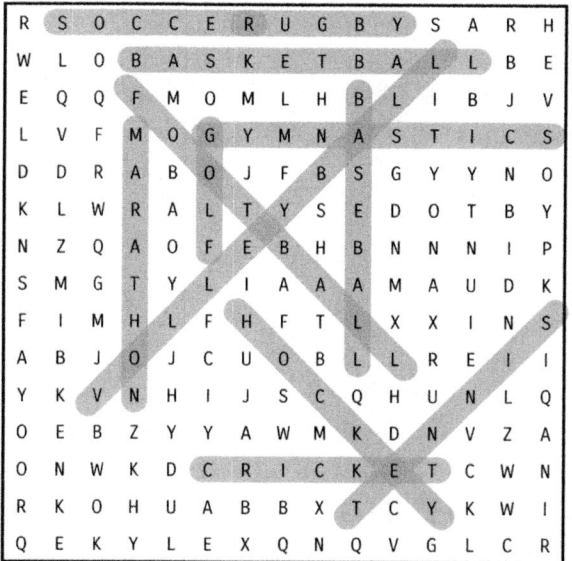

GOLF RUGBY HOCKEY
SOCCER TENNIS CRICKET
BASEBALL FOOTBALL MARATHON
BASKETBALL VOLLEYBALL GYMNASTICS

Solution #23

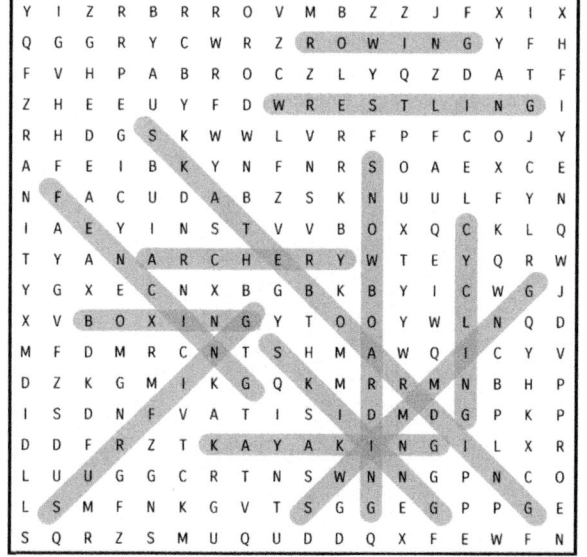

BOXING SKIING ROWING
CYCLING ARCHERY FENCING
SURFING SWIMMING KAYAKING
WRESTLING SNOWBOARDING SKATEBOARDING

Solution #24

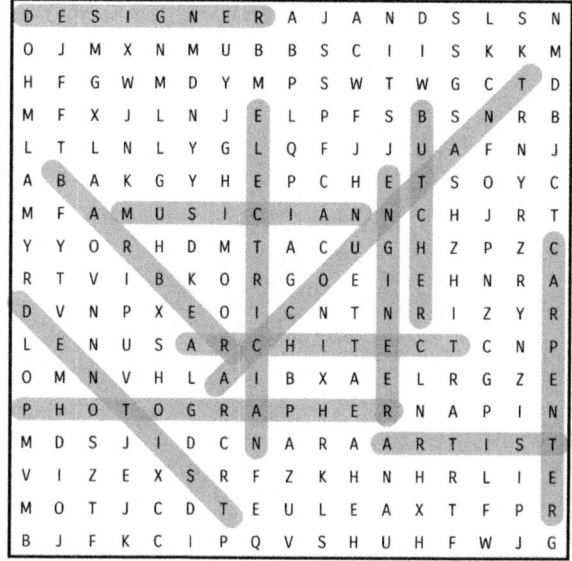

ARTIST BARBER BUTCHER
DENTIST ENGINEER MUSICIAN
DESIGNER ARCHITECT CARPENTER
ACCOUNTANT ELECTRICIAN PHOTOGRAPHER

Solution #25

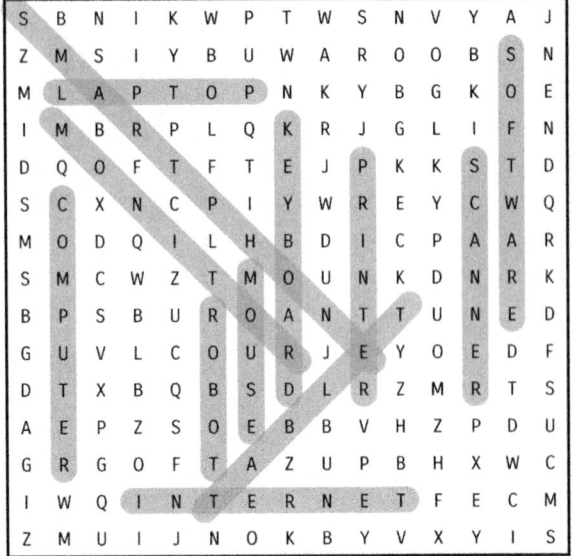

MOUSE ROBOT TABLET
LAPTOP MONITOR PRINTER
SCANNER COMPUTER KEYBOARD
INTERNET SOFTWARE SMARTPHONE

Solution #26

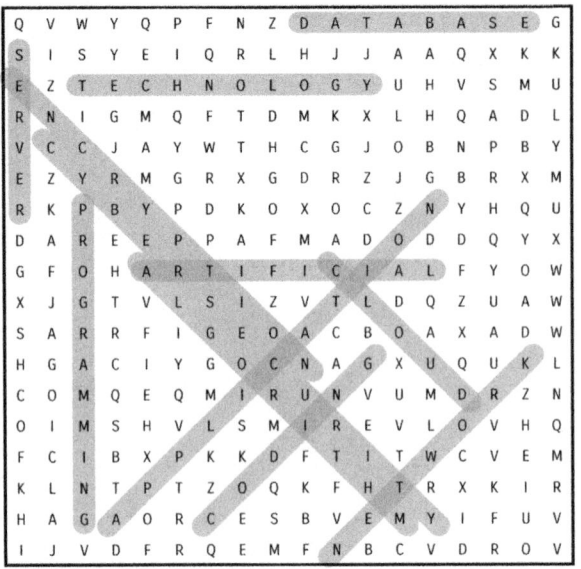

CLOUD SERVER CODING
NETWORK DATABASE ALGORITHM
ARTIFICIAL TECHNOLOGY ENCRYPTION
APPLICATION PROGRAMMING CYBERSECURITY

Solution #27

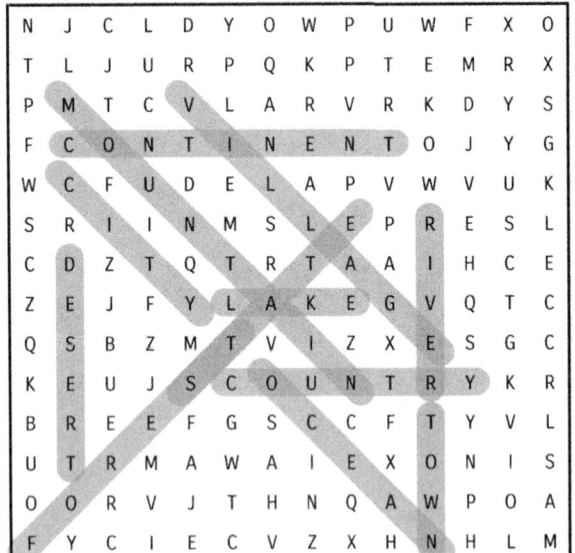

CITY TOWN LAKE
STATE RIVER OCEAN
DESERT FOREST COUNTRY
VILLAGE MOUNTAIN CONTINENT

Solution #28

BAY PLAIN BEACH
COAST VALLEY ISLAND
CANYON TUNDRA PLATEAU
SAVANNA PRAIRIE PENINSULA

Solution #29

Solution #30

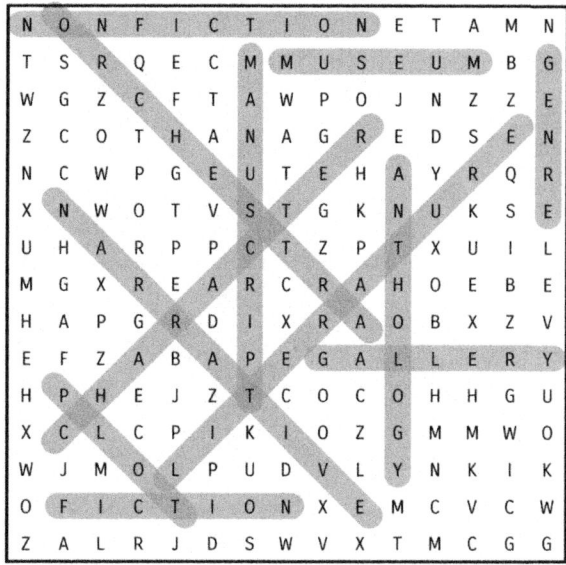

Solution #31

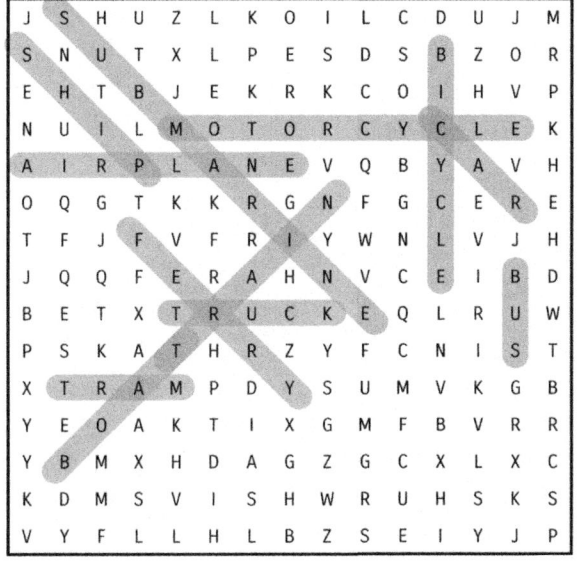

Solution #32

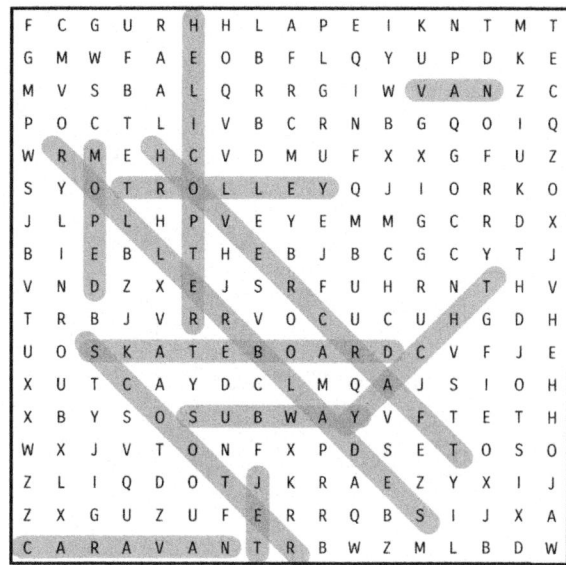

Solution #33

```
S E L V V O E S K D Q F B N
I A K E V K E E X T J H R B
S X X U B S I G Z Z R A E R
Q C H O S D A Q T D T R L J
M W R W P X C N R I G M W C
Q J W V Y H C A U G T O O L
F L U T E G O G M Y Z N P A
E F H T L B R N P X I I C R
O J C C Y J D E E I S C E I
V Z Z E O U I R T B A A L N
V H K R Z L O S U C P N L E
X V I O L I N E W M S L O T
D F I O E K Z E Y U S F M S
Q O G W F I S R J H W E P Q
```

PIANO CELLO FLUTE
DRUMS GUITAR VIOLIN
TRUMPET CLARINET KEYBOARD
SAXOPHONE ACCORDION HARMONICA

Solution #34

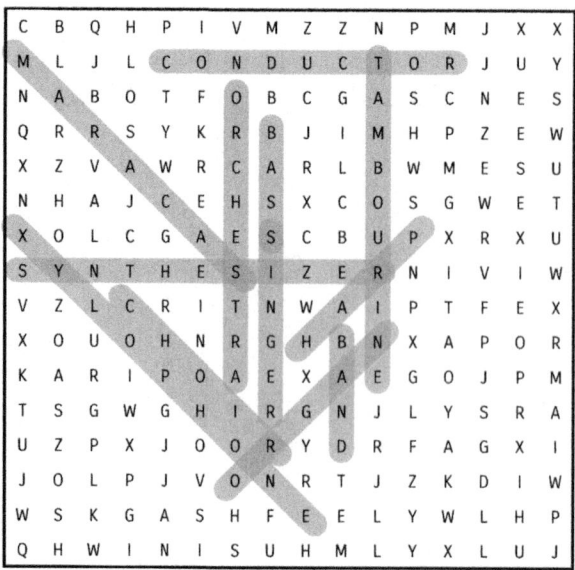

BASS HARP BAND
ORGAN CHOIR SINGER
MARACAS XYLOPHONE CONDUCTOR
ORCHESTRA TAMBOURINE SYNTHESIZER

Solution #35

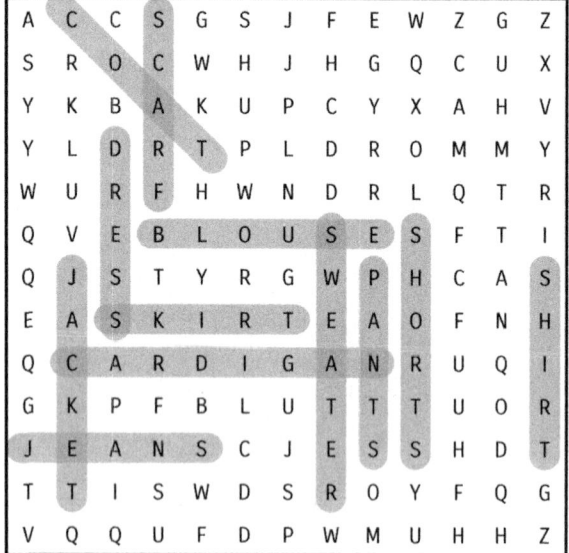

COAT DRESS SKIRT
SHIRT PANTS JEANS
SCARF BLOUSE SHORTS
JACKET SWEATER CARDIGAN

Solution #36

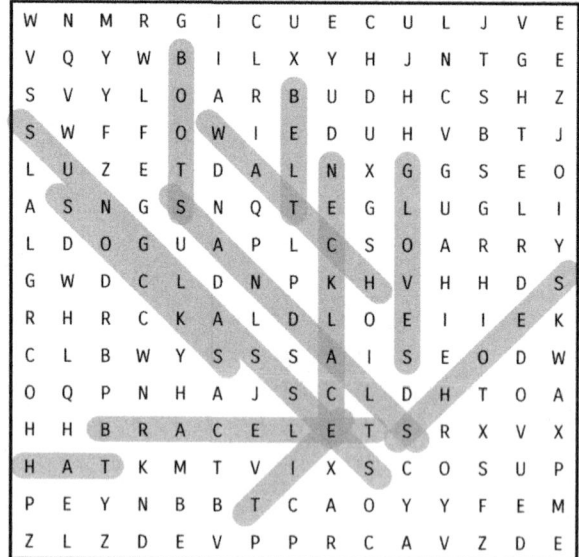

HAT TIE BELT
SHOES BOOTS SOCKS
WATCH GLOVES SANDALS
NECKLACE BRACELET SUNGLASSES

Solution #37

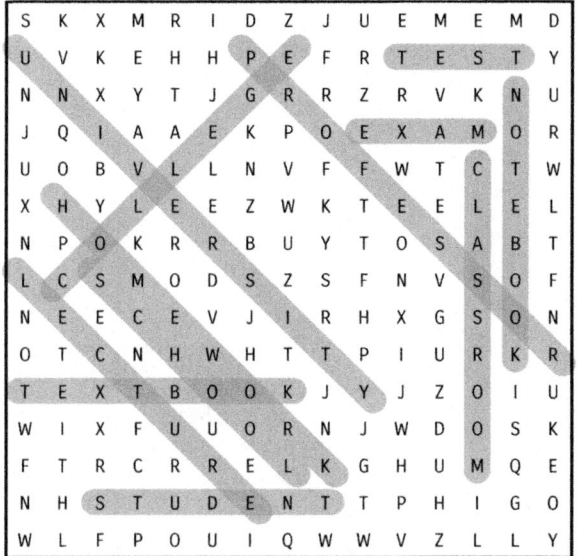

EXAM TEST SCHOOL
COLLEGE LECTURE STUDENT
TEXTBOOK NOTEBOOK HOMEWORK
CLASSROOM PROFESSOR UNIVERSITY

Solution #38

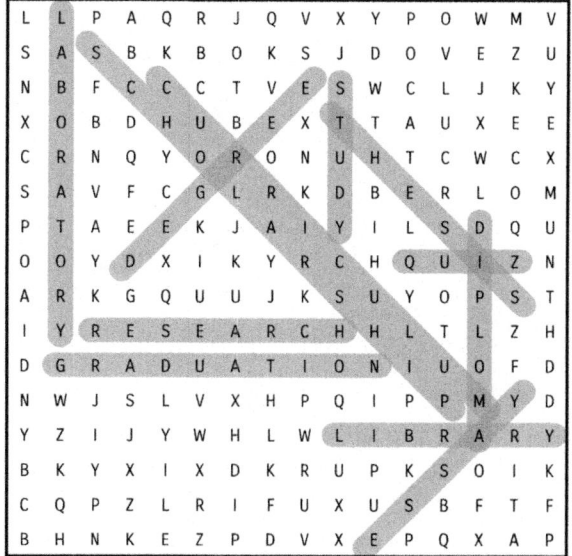

QUIZ STUDY ESSAY
THESIS DEGREE DIPLOMA
LIBRARY RESEARCH GRADUATION
LABORATORY CURRICULUM SCHOLARSHIP

Solution #39

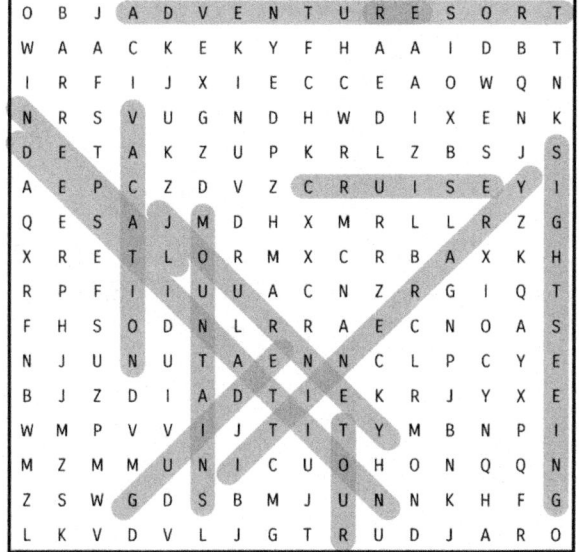

TOUR GUIDE NEPAL
CRUISE RESORT JOURNEY
VACATION ADVENTURE ITINERARY
MOUNTAINS DESTINATION SIGHTSEEING

Solution #40

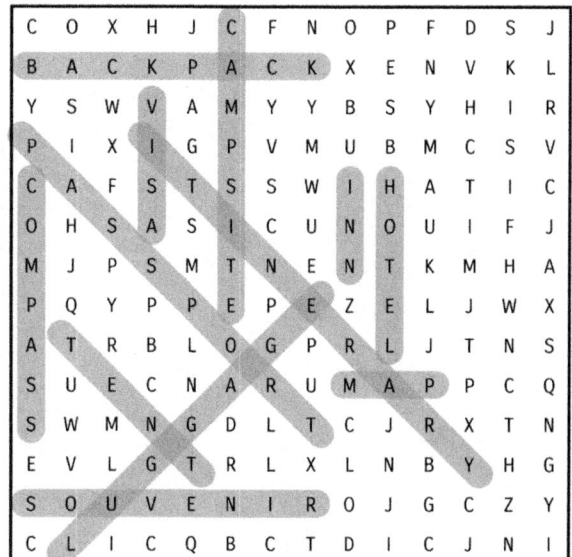

INN MAP TENT
VISA HOTEL LUGGAGE
COMPASS CAMPSITE BACKPACK
PASSPORT SOUVENIR ITINERARY

Solution #41

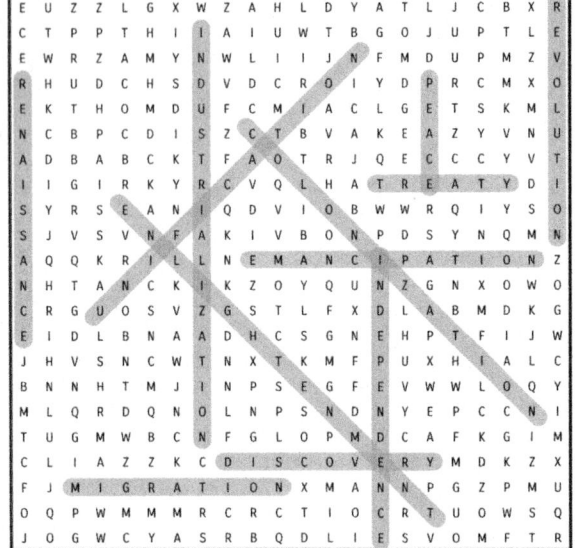

PEACE TREATY DISCOVERY
MIGRATION REVOLUTION RENAISSANCE
UNIFICATION INDEPENDENCE COLONIZATION
EMANCIPATION ENLIGHTENMENT INDUSTRIALIZATION

Solution #42

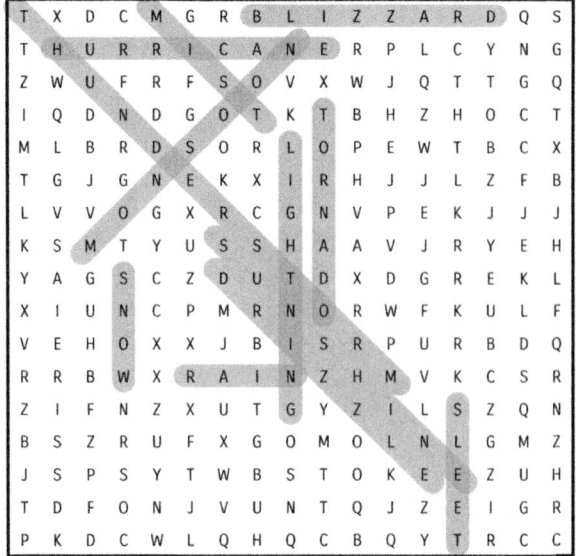

RAIN SNOW MIST
SLEET TORNADO DRIZZLE
MONSOON SUNSHINE BLIZZARD
LIGHTNING HURRICANE THUNDERSTORM

Solution #43

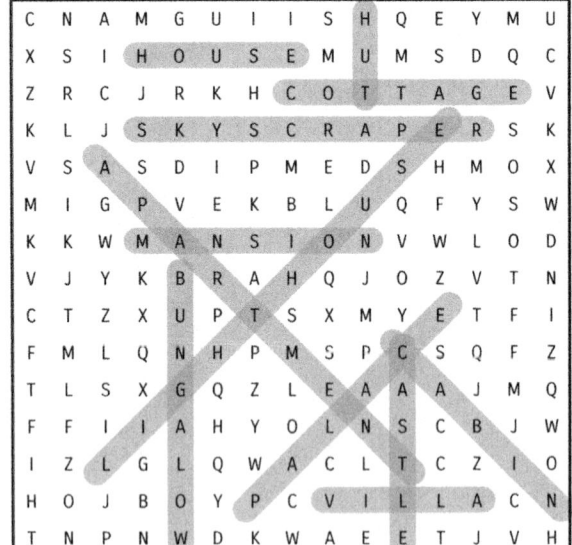

HUT HOUSE VILLA
CABIN CASTLE PALACE
MANSION COTTAGE BUNGALOW
APARTMENT SKYSCRAPER LIGHTHOUSE

Solution #44

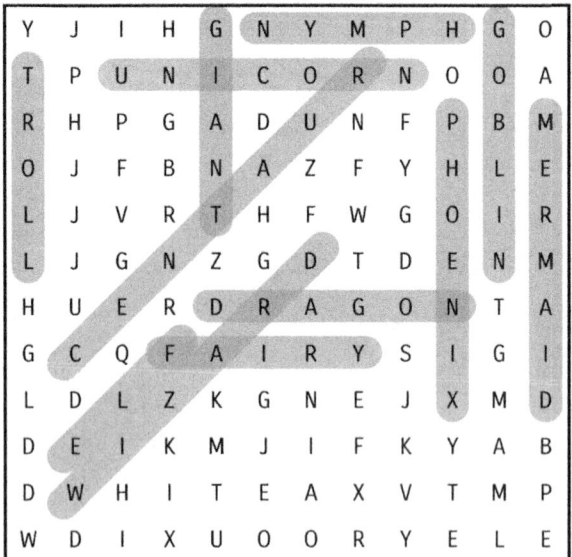

ELF FAIRY TROLL
GIANT NYMPH DRAGON
WIZARD GOBLIN UNICORN
MERMAID PHOENIX CENTAUR

Solution #45

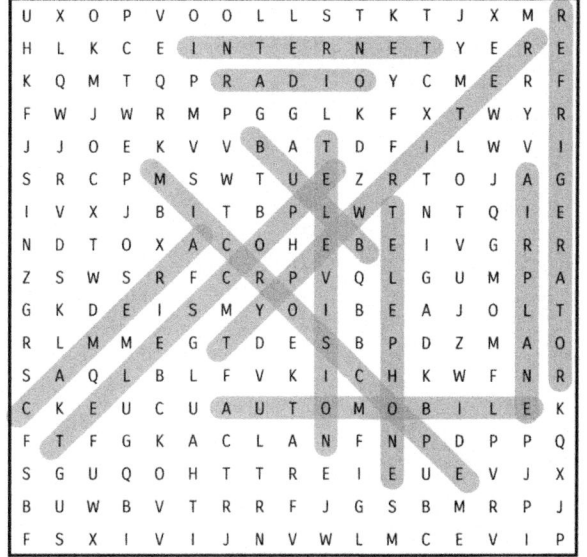

BULB RADIO CAMERA
AIRPLANE INTERNET TELEPHONE
TELESCOPE AUTOMOBILE TELEVISION
MICROSCOPE TYPEWRITER REFRIGERATOR

Solution #46

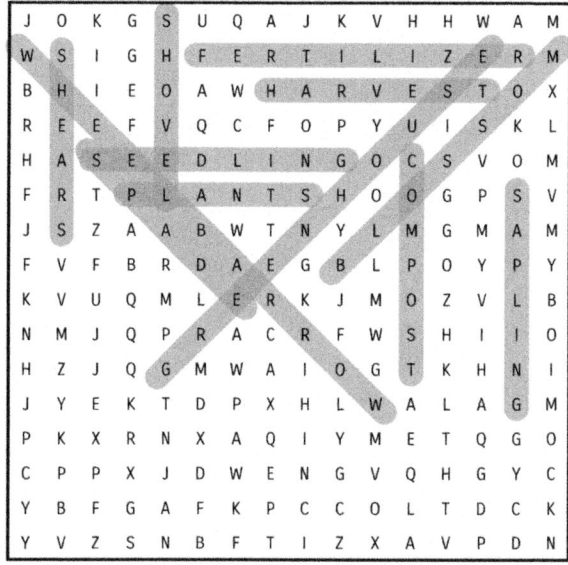

SPADE SHOVEL PLANTS
SHEARS COMPOST SAPLING
BLOSSOM HARVEST SEEDLING
FERTILIZER GREENHOUSE WHEELBARROW

Solution #47

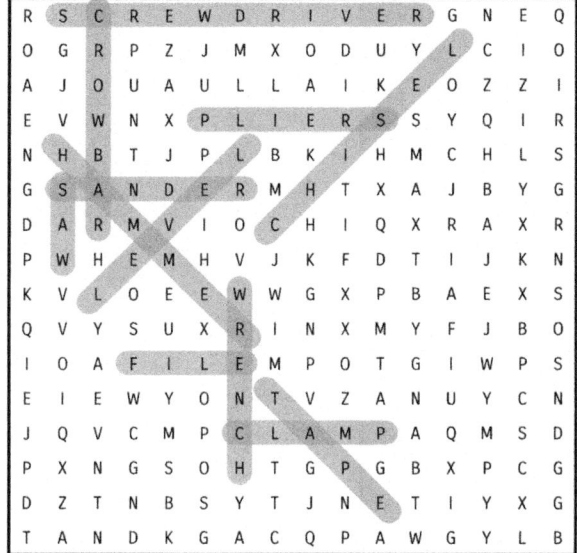

SAW TAPE FILE
LEVEL CLAMP HAMMER
WRENCH PLIERS CHISEL
SANDER CROWBAR SCREWDRIVER

Solution #48

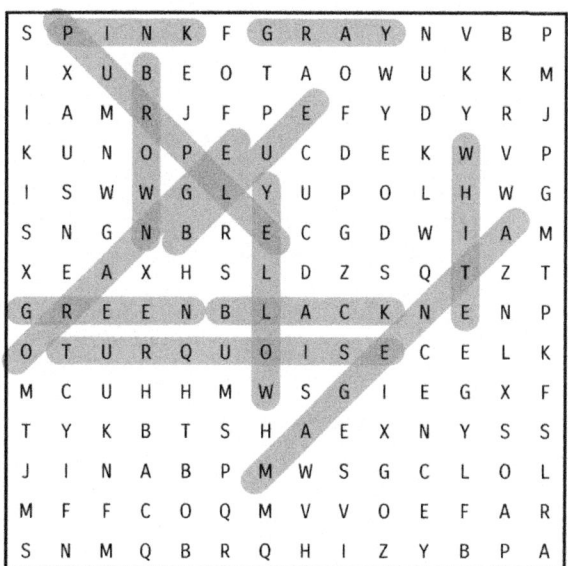

BLUE PINK GRAY
GREEN BROWN BLACK
WHITE YELLOW ORANGE
PURPLE MAGENTA TURQUOISE

Solution #49

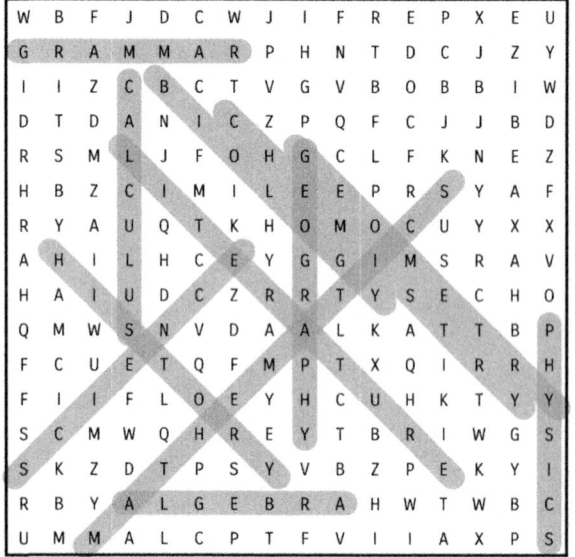

SCIENCE   HISTORY   GRAMMAR
PHYSICS   BIOLOGY   ALGEBRA
CALCULUS   GEOMETRY   GEOGRAPHY
CHEMISTRY LITERATURE MATHEMATICS

Solution #50

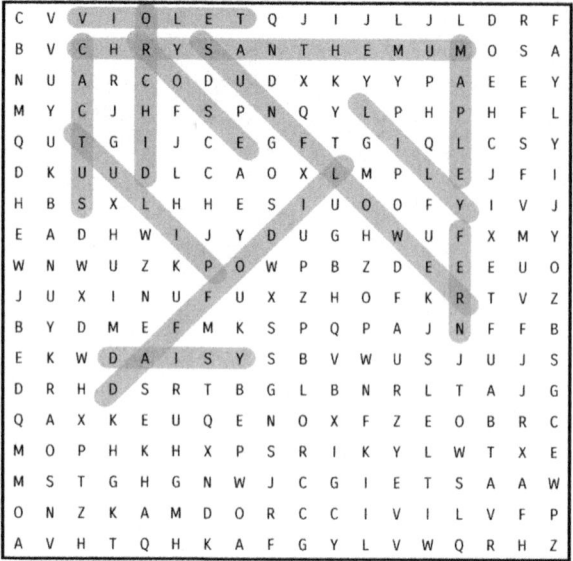

ROSE   LILY   FERN
TULIP   DAISY   MAPLE
ORCHID   VIOLET   CACTUS
DAFFODIL SUNFLOWER CHRYSANTHEMUM

Solution #51

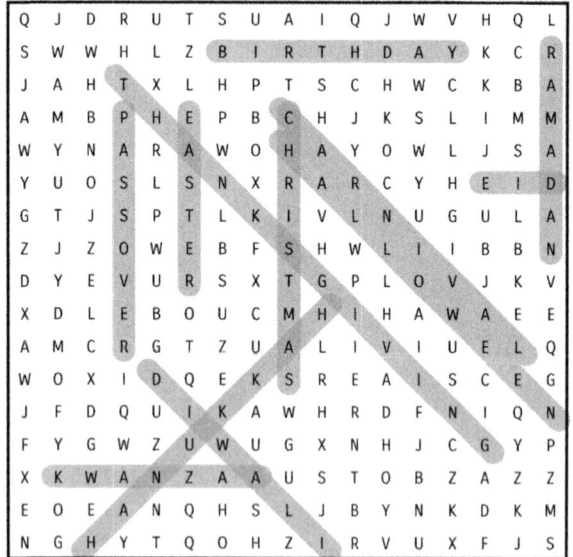

EID   EASTER   DIWALI
RAMADAN   KWANZAA   BIRTHDAY
HANUKKAH CARNIVAL PASSOVER
CHRISTMAS HALLOWEEN THANKSGIVING

Solution #52

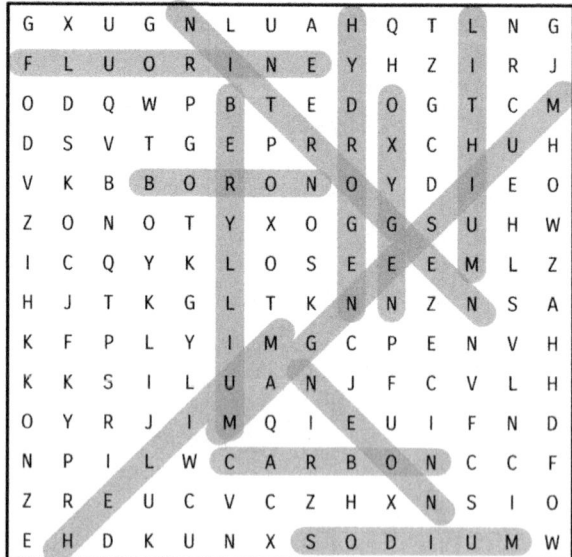

NEON   BORON   HELIUM
CARBON   OXYGEN   SODIUM
LITHIUM HYDROGEN NITROGEN
FLUORINE BERYLLIUM MAGNESIUM

Solution #53

POP JAZZ ROCK
FOLK PUNK SOUL
BLUES METAL REGGAE
GOSPEL COUNTRY CLASSICAL

Solution #54

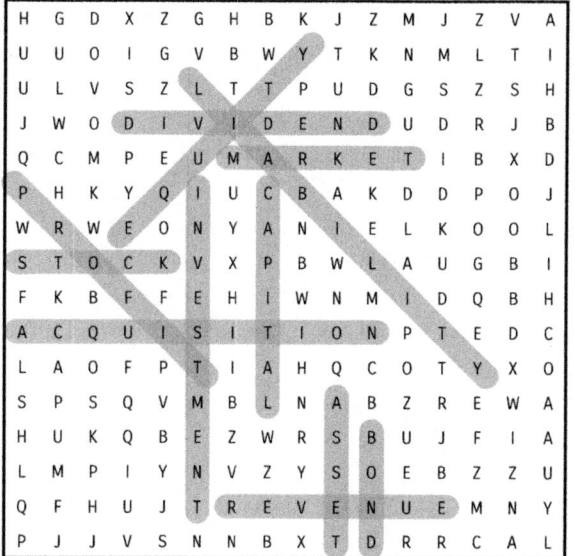

BOND ASSET STOCK
PROFIT MARKET EQUITY
REVENUE CAPITAL DIVIDEND
LIABILITY INVESTMENT ACQUISITION

Solution #55

ATOM SALT PROTON
ELEMENT SOLVENT NEUTRON
MOLECULE COMPOUND REACTION
CATALYST SOLUTION ELECTRON

Solution #56

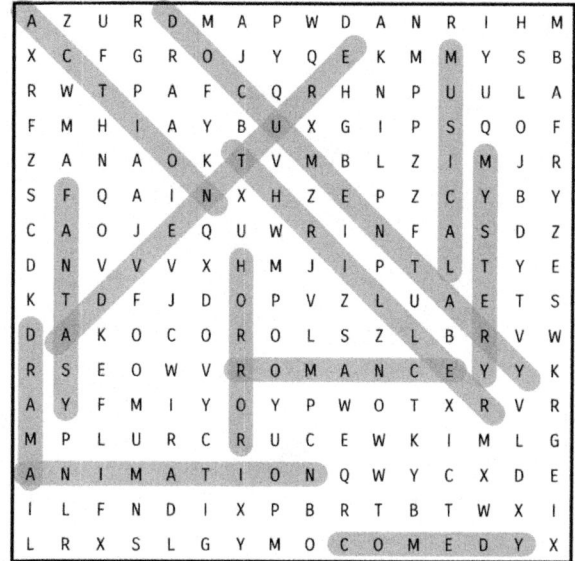

DRAMA ACTION COMEDY
HORROR FANTASY ROMANCE
MUSICAL MYSTERY THRILLER
ANIMATION ADVENTURE DOCUMENTARY

Solution #57

RISK CLUE CHESS
TICKET CHECKERS SCRABBLE
SETTLERS PANDEMIC AGRICOLA
SPLENDOR DOMINION CARCASSONNE

Solution #58

SHIP WATER KAYAK
SCUBA OCEAN ROWING
SKIING SURFING SAILING
SWIMMING SNORKELING WINDSURFING

Solution #59

HAWK DOVE EAGLE
PIGEON FALCON PARROT
CANARY SPARROW PEACOCK
PENGUIN OSTRICH FLAMINGO

Solution #60

HAM BEEF DUCK
LAMB PORK VEAL
BACON SALAMI TURKEY
CHICKEN SAUSAGE BRISKET

Solution #61

B	S	F	H	U	Y	X	M	Y	X	T	U	C	Q	C
H	E	H	M	U	K	C	K	M	O	J	H	B	W	N
C	S	C	C	O	U	J	J	A	U	G	O	T	Q	G
H	N	Y	H	O	Z	Z	X	E	S	N	D	U	B	W
E	Y	L	S	E	D	Z	S	C	V	Q	X	R	N	G
D	Q	V	J	O	E	I	A	A	E	U	T	I	T	B
D	S	C	D	R	W	S	G	R	I	H	Y	C	F	U
A	E	G	A	S	Z	H	E	P	E	P	K	O	T	A
R	I	V	Z	B	I	T	V	O	E	L	U	T	W	T
E	S	S	T	I	L	T	O	N	C	D	L	T	Q	K
S	T	G	Y	Y	X	N	P	E	W	B	I	A	L	R
W	Z	K	A	X	U	N	M	J	G	O	U	D	A	N
A	I	P	A	R	M	E	S	A	N	M	I	L	K	U
M	M	P	G	X	I	C	M	V	Q	U	T	N	S	M
B	C	P	R	O	V	O	L	O	N	E	A	G	R	L	J

MILK GOUDA SWISS
CHEESE YOGURT CHEDDAR
RICOTTA STILTON PARMESAN
PROVOLONE MASCARPONE MOZZARELLA

Solution #62

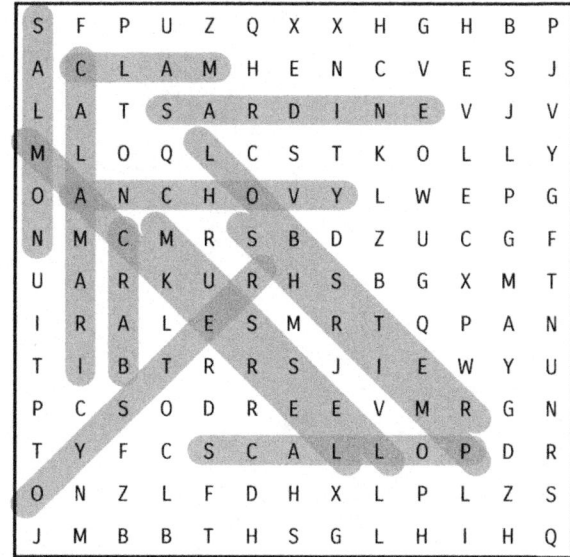

CLAM CRAB MUSSEL
OYSTER SALMON SHRIMP
ANCHOVY LOBSTER SARDINE
SCALLOP CALAMARI MACKEREL

Solution #63

H	S	Z	X	A	L	M	O	N	D	O	F	K	U
L	E	J	W	S	G	U	P	X	O	M	M	H	O
R	S	Y	M	R	U	E	R	Q	O	A	O	A	D
Q	A	A	Y	P	O	P	P	Y	K	C	U	Z	G
H	M	P	F	B	Y	N	K	E	I	A	S	E	Y
N	E	X	P	L	F	V	W	K	C	D	K	L	X
S	S	L	J	C	A	S	H	E	W	A	O	N	F
A	L	M	O	N	D	X	P	R	Q	M	N	U	M
B	R	N	X	I	J	W	S	E	I	D	T	T	B
A	I	U	I	M	C	T	K	E	D	A	T	E	V
N	T	T	J	R	H	A	F	Z	E	D	X	Q	H
L	H	O	P	I	I	J	U	W	P	D	Q	L	V
T	P	I	S	T	A	C	H	I	O	X	X	Q	D
E	I	U	G	Z	G	X	Z	P	M	I	R	E	O

NUT CHIA PECAN
POPPY ALMOND CASHEW
ALMOND SESAME FLAXSEED
HAZELNUT MACADAMIA PISTACHIO

Solution #64

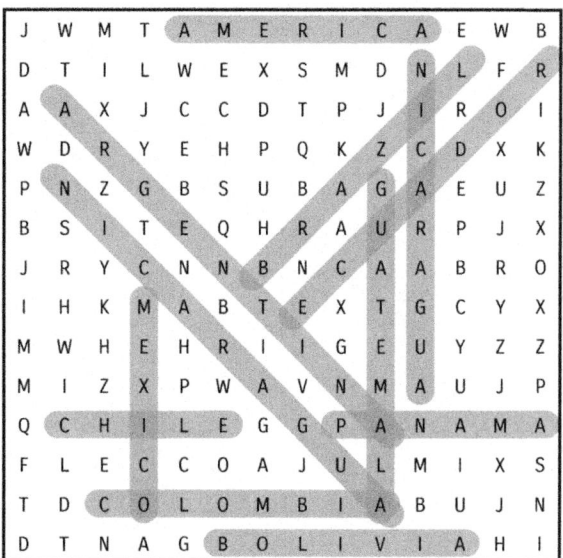

CHILE PANAMA MEXICO
BRAZIL AMERICA BOLIVIA
ECUADOR COLOMBIA NICARAGUA
NICARAGUA GUATEMALA ARGENTINA

Solution #65

Solution #66

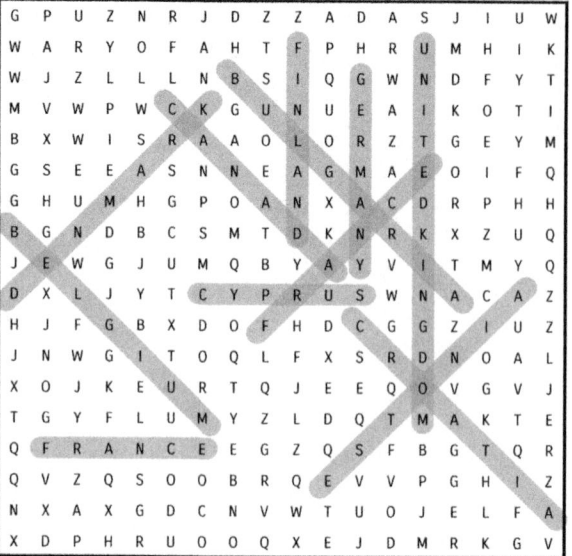

Solution #67

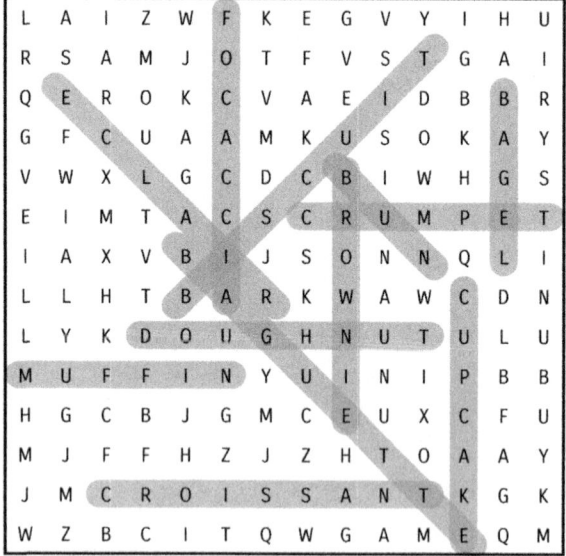

Solution #68

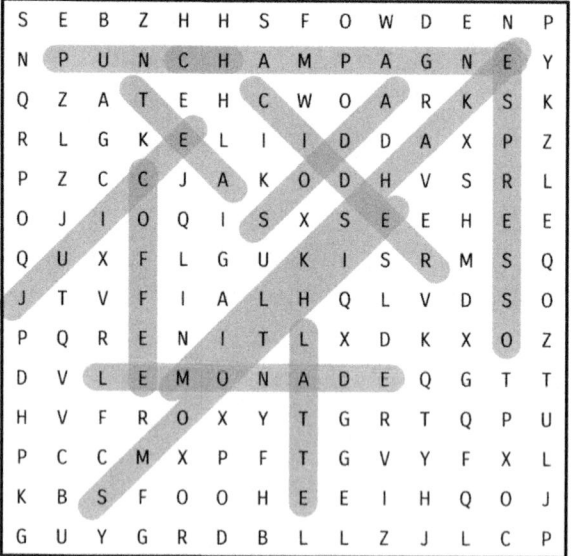

Solution #69

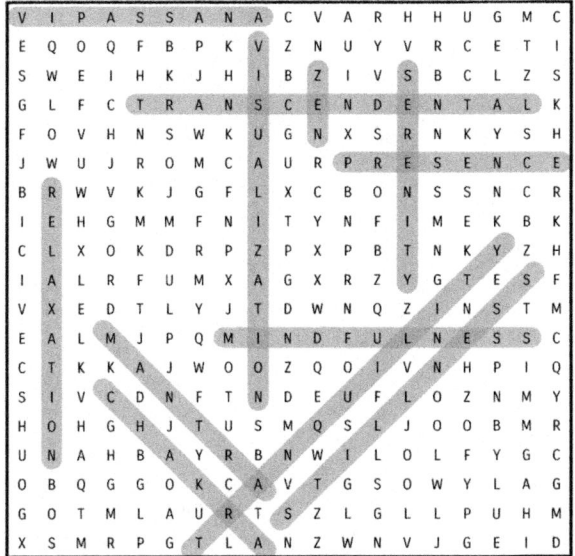

ZEN   MANTRA   CHAKRA
SERENITY   PRESENCE   VIPASSANA
STILLNESS   RELAXATION   MINDFULNESS
TRANQUILITY   VISUALIZATION   TRANSCENDENTAL

Solution #70

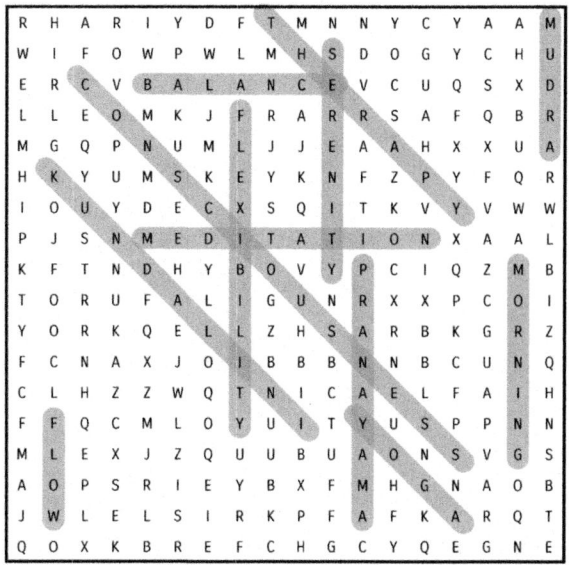

YOGA   FLOW   MUDRA
THERAPY   MORNING   BALANCE
SERENITY   PRANAYAMA   KUNDALINI
MEDITATION   FLEXIBILITY   CONSCIOUSNESS

Solution #71

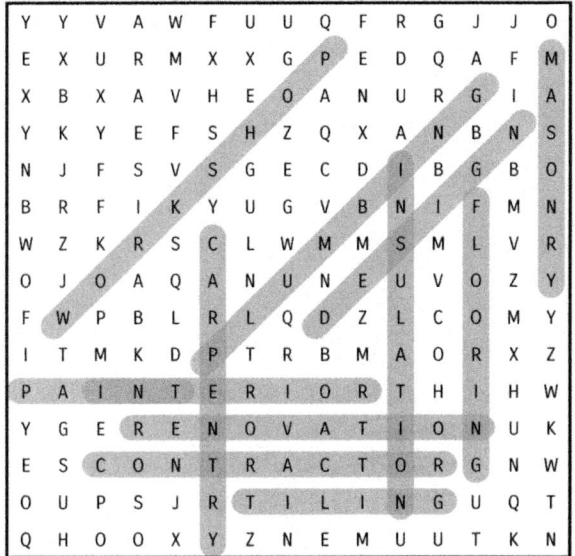

PAINT   TILING   DESIGN
MASONRY   INTERIOR   FLOORING
PLUMBING   WORKSHOP   CARPENTRY
CONTRACTOR   INSULATION   RENOVATION

Solution #72

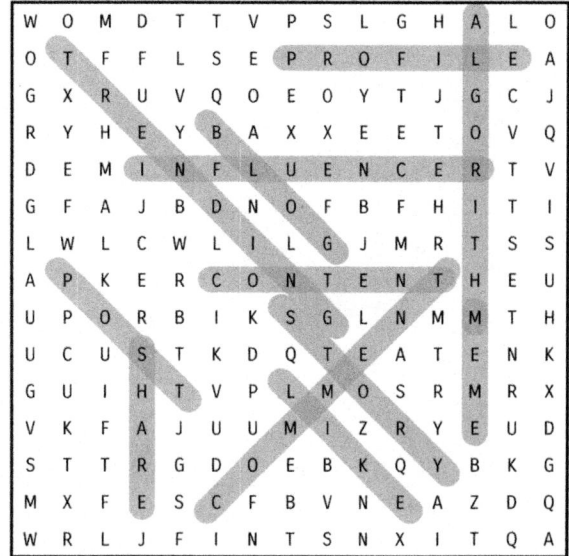

BLOG   LIKE   MEME
POST   SHARE   STORY
CONTENT   COMMENT   PROFILE
TRENDING   ALGORITHM   INFLUENCER

Solution #73

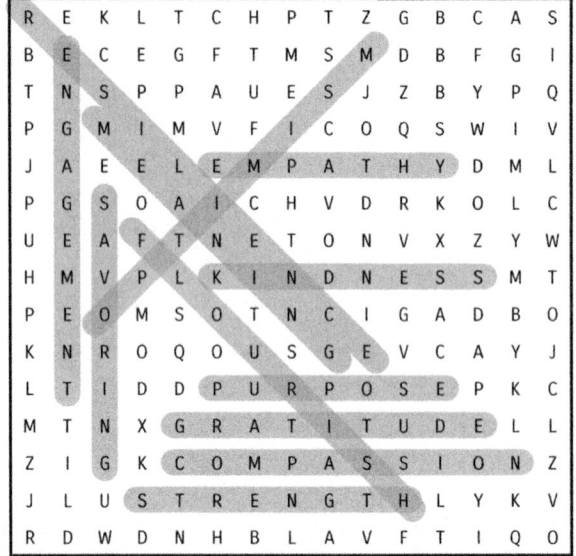

EMPATHY   MEANING   PURPOSE
OPTIMISM KINDNESS FLOURISH
STRENGTH SAVORING GRATITUDE
RESILIENCE COMPASSION ENGAGEMENT

Solution #74

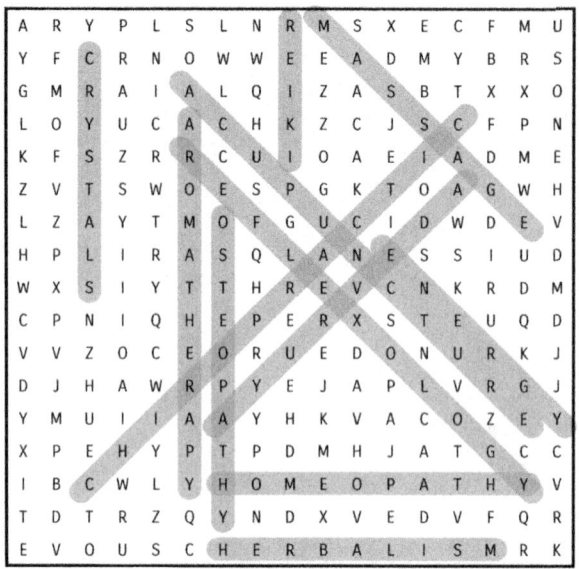

REIKI   ENERGY   MASSAGE
AYURVEDA   CRYSTALS   HERBALISM
HOMEOPATHY OSTEOPATHY ACUPUNCTURE
REFLEXOLOGY CHIROPRACTIC AROMATHERAPY

Solution #75

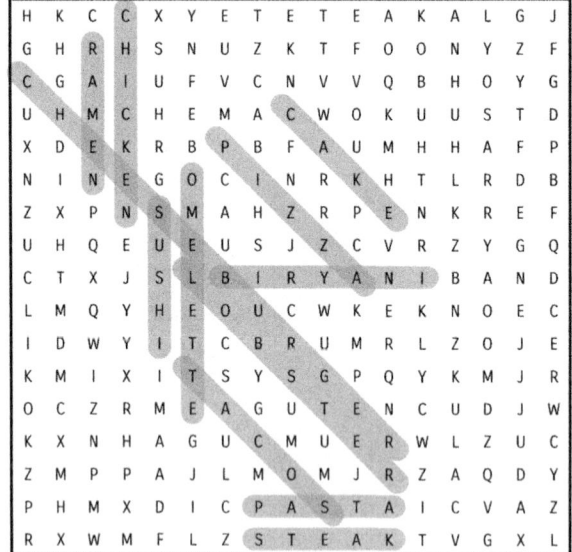

CAKE   PIZZA   SUSHI
TACOS   PASTA   STEAK
RAMEN   LOBSTER CHICKEN
BIRYANI OMELETTE CHEESEBURGER

Solution #76

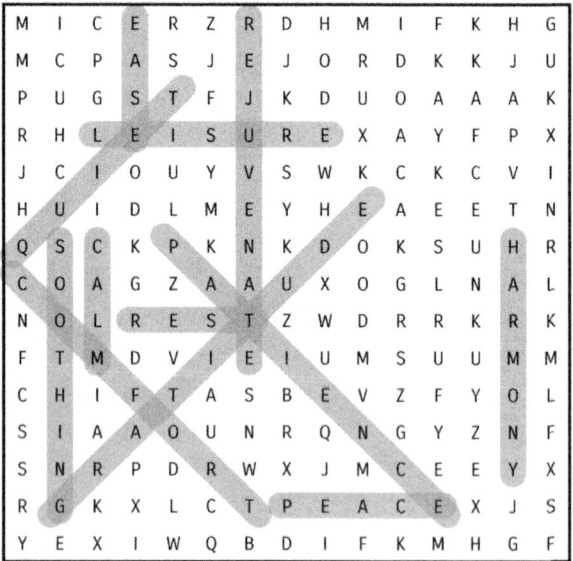

EASE   CALM   REST
PEACE   QUIET   HARMONY
LEISURE COMFORT SOOTHING
PATIENCE GRATITUDE REJUVENATE

Solution #77

TAPIR OKAPI QUOKKA
FENNEC NUMBAT DUGONG
NARWHAL AXOLOTL ECHIDNA
PANGOLIN CAPYBARA TARDIGRADE

Solution #78

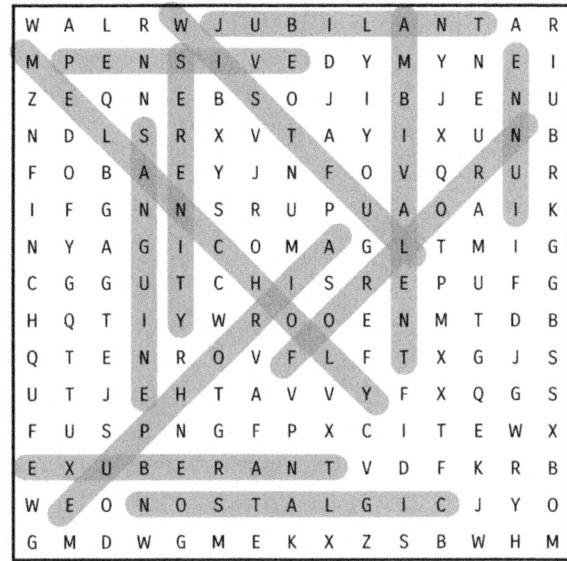

ENNUI WISTFUL PENSIVE
FORLORN EUPHORIA SERENITY
JUBILANT SANGUINE EXUBERANT
NOSTALGIC MELANCHOLY AMBIVALENT

Solution #79

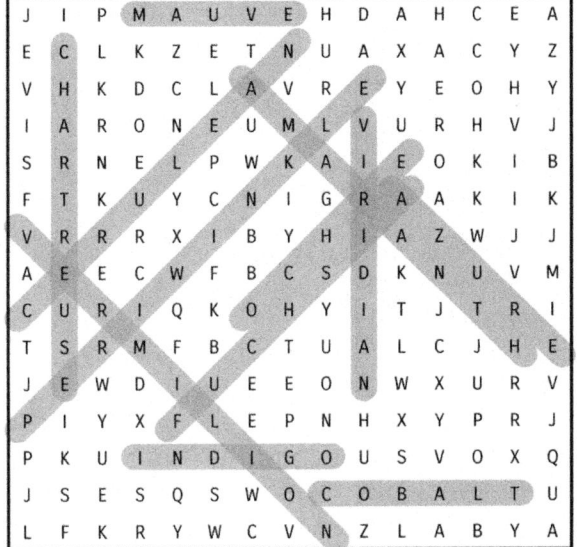

MAUVE AZURE OCHRE
INDIGO COBALT FUCHSIA
CERULEAN AMARANTH VIRIDIAN
VERMILION CHARTREUSE PERIWINKLE

Solution #80

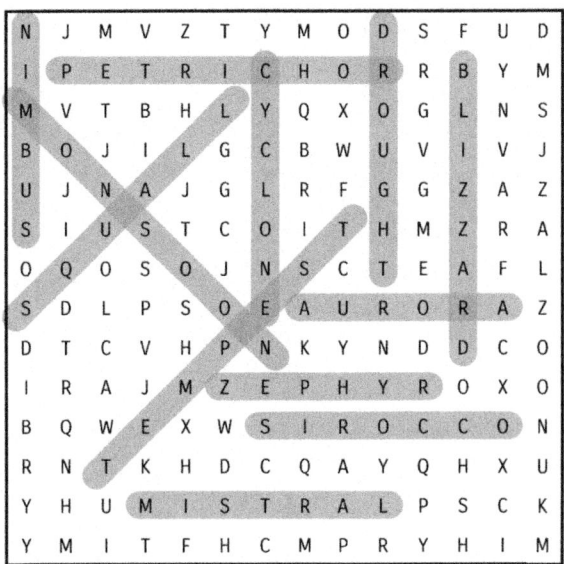

SQUALL ZEPHYR AURORA
NIMBUS CYCLONE TEMPEST
MISTRAL MONSOON DROUGHT
SIROCCO BLIZZARD PETRICHOR

Solution #81

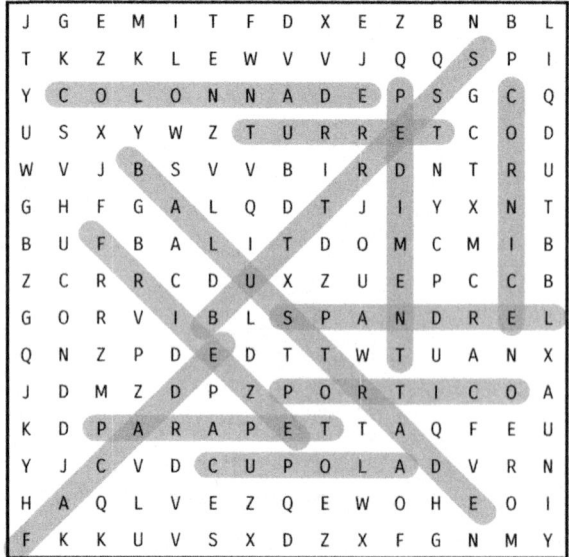

CUPOLA TURRET FACADE
FRIEZE PORTICO PARAPET
CORNICE BUTTRESS SPANDREL
PEDIMENT COLONNADE BALUSTRADE

Solution #82

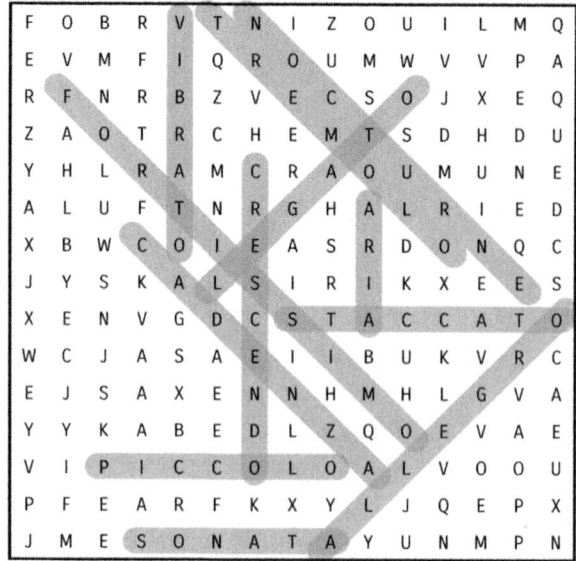

ARIA LEGATO SONATA
ALLEGRO VIBRATO TREMOLO
PICCOLO CADENZA STACCATO
NOCTURNE CRESCENDO FORTISSIMO

Solution #83

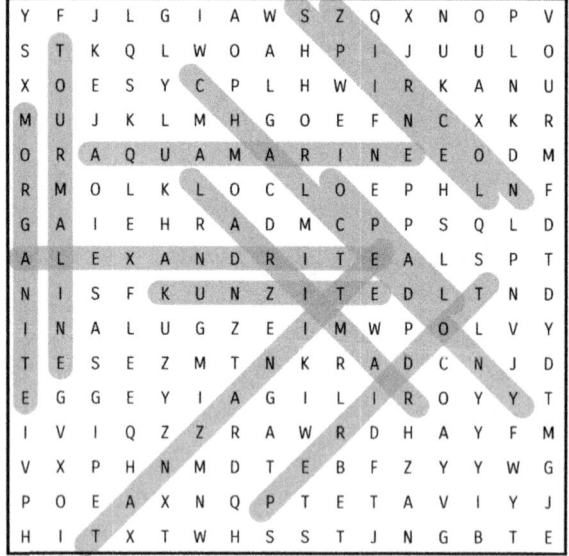

OPAL ZIRCON SPINEL
LARIMAR PERIDOT KUNZITE
TANZANITE MORGANITE TOURMALINE
AQUAMARINE CHALCEDONY ALEXANDRITE

Solution #84

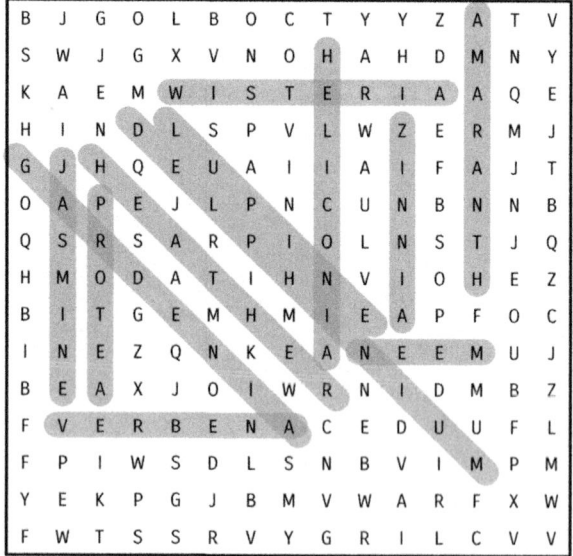

NEEM ZINNIA PROTEA
LUPINE JASMINE HEATHER
VERBENA WISTERIA AMARANTH
GARDENIA HELICONIA DELPHINIUM

Solution #85

QUASAR PHOTON ENZYME
PROTON GENOME ENTROPY
QUANTUM ISOTOPE NEUTRON
NUCLEUS ELECTRON CATALYST

Solution #86

KHMER AZTEC MAYAN
INCAN MINOAN SUMERIAN
ETRUSCAN ASSYRIAN PARTHIAN
NABATAEAN PHOENICIAN CARTHAGINIAN

Solution #87

REEF KELP GYRE
OCEAN SHOAL ABYSS
FLOOD LAGOON TRENCH
CURRENT TSUNAMI PLANKTON

Solution #88

IRONY SONNET PARADOX
EPITHET METAPHOR ALLEGORY
ALLUSION QUATRAIN EPIPHANY
HYPERBOLE SOLILOQUY ONOMATOPOEIA

Solution #89

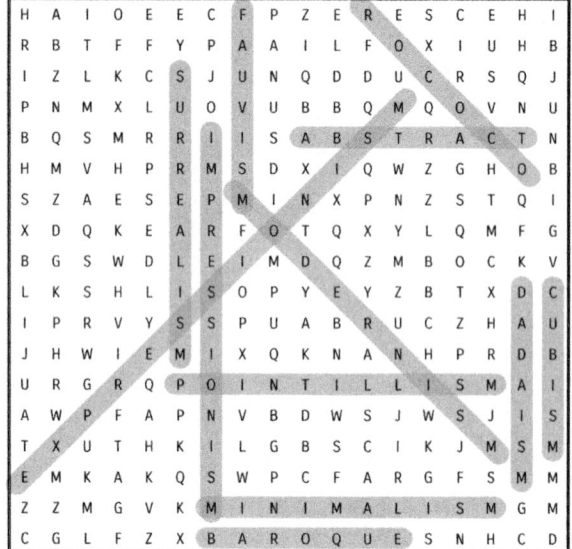

ROCOCO CUBISM BAROQUE
DADAISM FAUVISM ABSTRACT
MODERNISM SURREALISM MINIMALISM
POINTILLISM IMPRESSIONISM EXPRESSIONISM

Solution #90

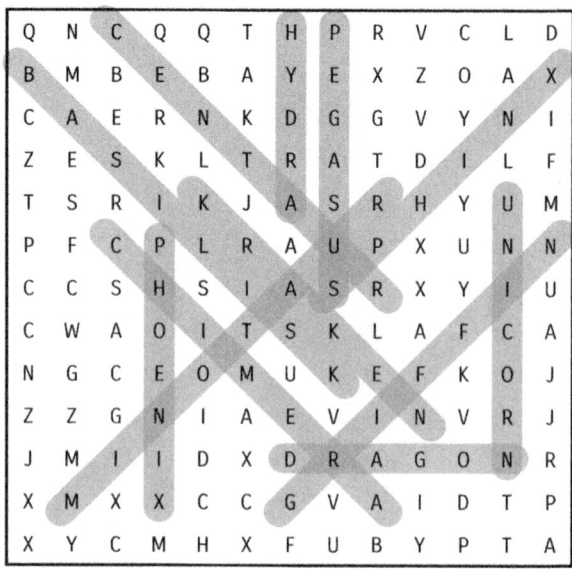

HYDRA KRAKEN SPHINX
DRAGON PHOENIX CHIMERA
GRIFFIN PEGASUS CENTAUR
UNICORN BASILISK MINOTAUR

Solution #91

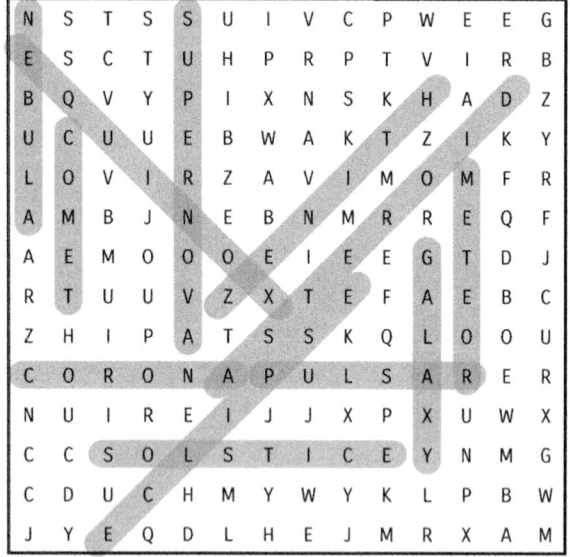

COMET NEBULA PULSAR
GALAXY CORONA ZENITH
METEOR ECLIPSE EQUINOX
ASTEROID SOLSTICE SUPERNOVA

Solution #92

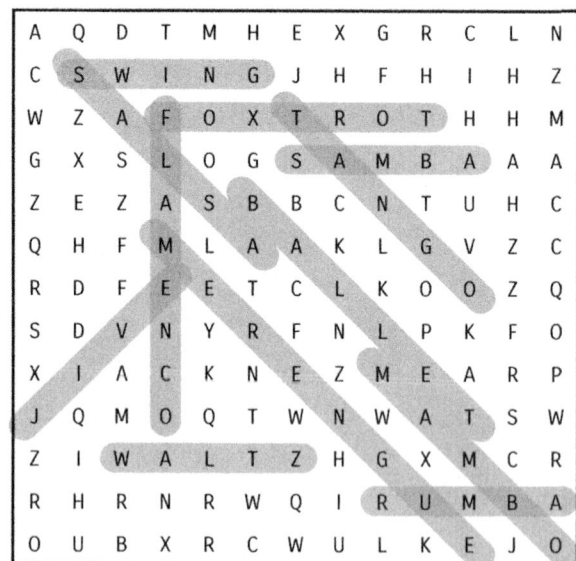

JIVE WALTZ TANGO
SAMBA SALSA RUMBA
MAMBO SWING BALLET
FOXTROT FLAMENCO MERENGUE

Solution #93

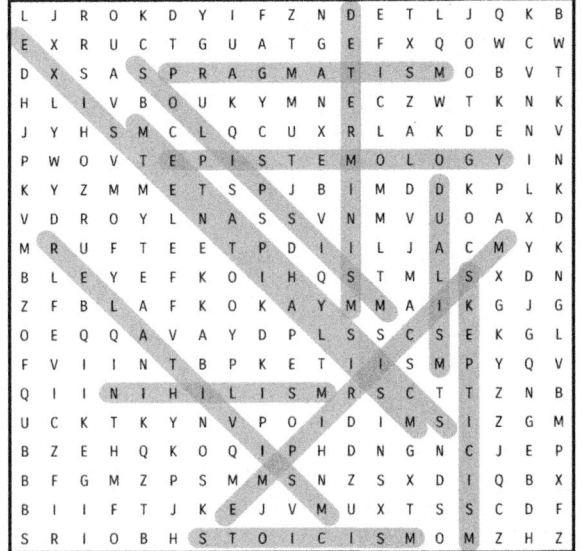

DUALISM NIHILISM STOICISM
SOLIPSISM EMPIRICISM PRAGMATISM
RELATIVISM SKEPTICISM METAPHYSICS
DETERMINISM EPISTEMOLOGY EXISTENTIALISM

Solution #94

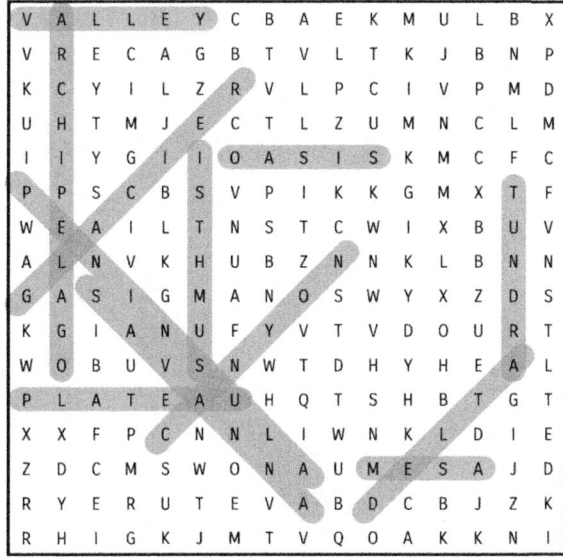

MESA DELTA OASIS
CANYON TUNDRA VALLEY
ISTHMUS PLATEAU GLACIER
SAVANNA PENINSULA ARCHIPELAGO

Solution #95

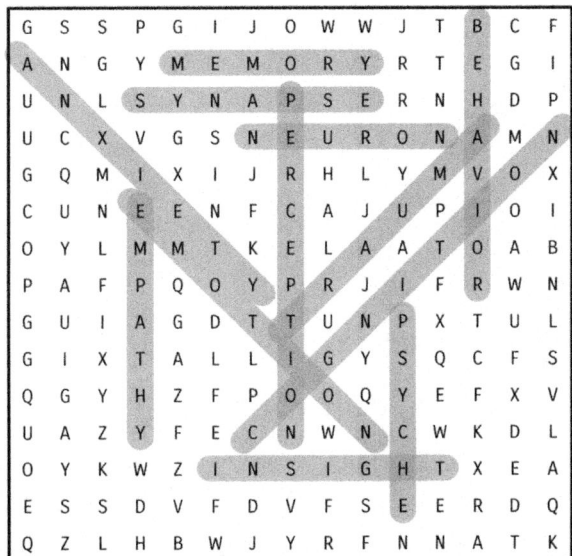

MEMORY NEURON PSYCHE
TRAUMA EMOTION SYNAPSE
EMPATHY ANXIETY INSIGHT
BEHAVIOR COGNITION PERCEPTION

Solution #96

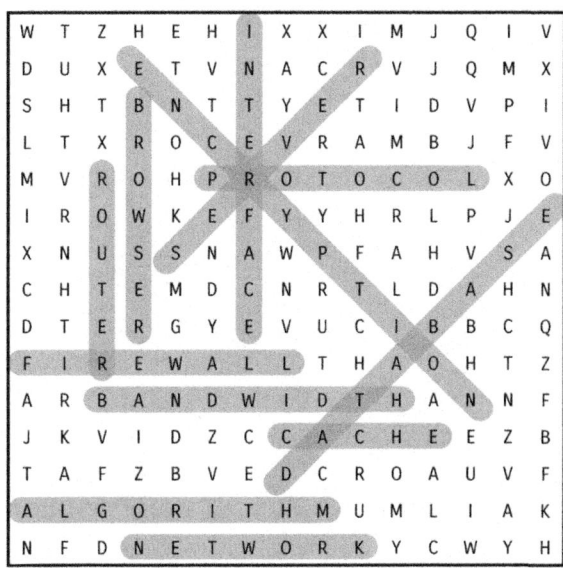

CACHE SERVER ROUTER
BROWSER NETWORK DATABASE
PROTOCOL FIREWALL ALGORITHM
INTERFACE BANDWIDTH ENCRYPTION

Solution #97

ZEST FLAME POACH
SAUTE WHISK BRAISE
REDUCE SIMMER BROWNIE
GARNISH JULIENNE MARINATE

Solution #98

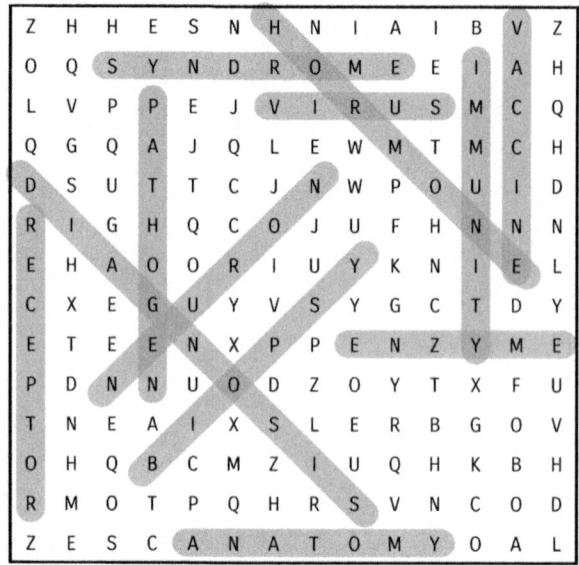

VIRUS BIOPSY ENZYME
NEURON ANATOMY HORMONE
VACCINE IMMUNITY PATHOGEN
RECEPTOR SYNDROME DIAGNOSIS

Solution #99

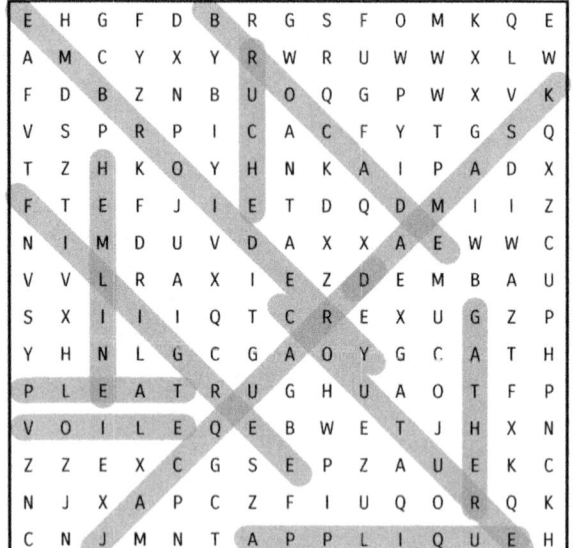

PLEAT RUCHE VOILE
DAMASK GATHER BROCADE
COUTURE HEMLINE APPLIQUE
FILIGREE JACQUARD EMBROIDERY

Solution #100

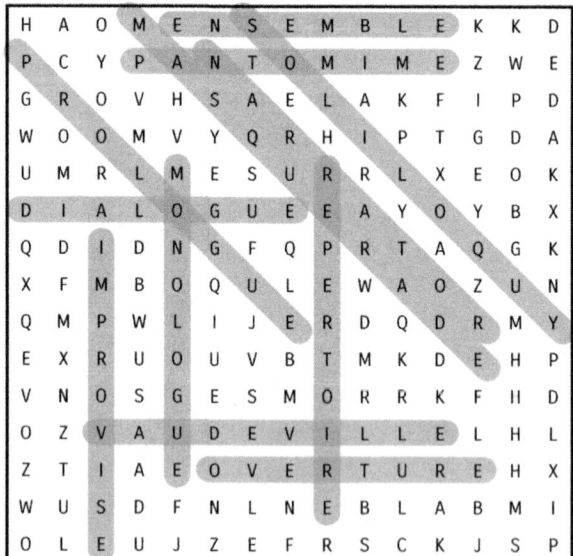

PROLOGUE DIALOGUE ENSEMBLE
NARRATOR OVERTURE MONOLOGUE
IMPROVISE PANTOMIME SOLILOQUY
MASQUERADE REPERTOIRE VAUDEVILLE

YOUR FEEDBACK IS CRUCIAL. SO PLEASE DO CONSIDER LEAVING A REVIEW ON AMAZON.

I HOPE THIS BOOK HELPED YOU IN SOME WAY OR FORM.

WISH YOU A GREAT HEALTH.

SENDING YOU LOVE AND PRAYERS

Printed in Dunstable, United Kingdom